TRABALHANDO OS TRANSTORNOS DO NEURODESENVOLVIMENTO
DE MANEIRA DESCOMPLICADA

Como lidar com TDAH, TEA e TOD

Editora Appris Ltda.
1.ª Edição - Copyright© 2025 da autora
Direitos de Edição Reservados à Editora Appris Ltda.

Nenhuma parte desta obra poderá ser utilizada indevidamente, sem estar de acordo com a Lei nº 9.610/98. Se incorreções forem encontradas, serão de exclusiva responsabilidade de seus organizadores. Foi realizado o Depósito Legal na Fundação Biblioteca Nacional, de acordo com as Leis nᵒˢ 10.994, de 14/12/2004, e 12.192, de 14/01/2010.

Catalogação na Fonte
Elaborado por: Dayanne Leal Souza
Bibliotecária CRB 9/2162

S586t 2025	Silva, Maria Aparecida da Trabalhando os transtornos do neurodesenvolvimento de maneira descomplicada: como lidar com TDAH, TEA e TOD / Maria Aparecida da Silva. – 1. ed. – Curitiba: Appris, 2025. 137 p. ; 21 cm. ISBN 978-65-250-7792-5 1. TEA. 2. Transtornos do neurodesenvolvimento. 3. Escuta ativa. I. Silva, Maria Aparecida da. II. Título. CDD – 616.89

Editora e Livraria Appris Ltda.
Av. Manoel Ribas, 2265 – Mercês
Curitiba/PR – CEP: 80810-002
Tel. (41) 3156 - 4731
www.editoraappris.com.br

Printed in Brazil
Impresso no Brasil

Maria Aparecida da Silva

TRABALHANDO OS TRANSTORNOS DO NEURODESENVOLVIMENTO
DE MANEIRA DESCOMPLICADA

Como lidar com TDAH, TEA e TOD

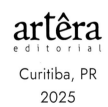

Curitiba, PR
2025

FICHA TÉCNICA

EDITORIAL	Augusto V. de A. Coelho
	Sara C. de Andrade Coelho
COMITÊ EDITORIAL	Ana El Achkar (Universo/RJ)
	Andréa Barbosa Gouveia (UFPR)
	Jacques de Lima Ferreira (UNOESC)
	Marília Andrade Torales Campos (UFPR)
	Patrícia L. Torres (PUCPR)
	Roberta Ecleide Kelly (NEPE)
	Toni Reis (UP)
CONSULTORES	Luiz Carlos Oliveira
	Maria Tereza R. Pahl
	Marli C. de Andrade
SUPERVISORA EDITORIAL	Renata C. Lopes
PRODUÇÃO EDITORIAL	Maria Eduarda Pereira Paiz
REVISÃO	Bruna Fernanda Martins
DIAGRAMAÇÃO	Amélia Lopes
CAPA	Carlos Pereira
REVISÃO DE PROVA	William Rodrigues

A jornada de conhecimento e a descoberta começa com a empatia e a compreensão, transformando desafios em oportunidades de crescimento e esperança.

(Maria Aparecida da Silva, 2024)

AGRADECIMENTOS

Primeiramente, a Deus, pela infinita graça, sabedoria e força que me conduzem em cada passo. Ao meu amado esposo, Francisco Xavier, cuja presença constante e amor inabalável foram minha rocha nos momentos mais desafiadores e meu porto seguro nas tempestades. À Leticia M. Galati e ao Luiz Davi, cuja força e resiliência iluminaram meu caminho, inspirando-me a perseverar e encontrar luz mesmo nas horas mais sombrias. Que sua coragem e espírito indomáveis continuem a guiar e inspirar a todos que têm a bênção de cruzar seu caminho. Gratidão infinita.

Ao Matheus Rajhi, meu amado neto, cuja presença ilumina meus dias e cuja força me inspira a cada momento. Autista e TDAH, você é um verdadeiro guerreiro, enfrentando desafios com uma coragem que me enche de orgulho. Após o falecimento de sua genitora, você veio morar comigo, sua avó paterna, e foi então que nossa jornada de descobertas e lutas começou. Cada dia ao seu lado é uma lição de resiliência e amor incondicional. Você me mostra que, mesmo nas adversidades, há sempre espaço para o crescimento e a esperança. Este livro é dedicado a você, Matheus, que me ensina a importância da empatia, da paciência e da perseverança. Que sua vida seja sempre repleta de amor, compreensão e conquistas. Que possamos continuar juntos, enfrentando cada desafio com a mesma determinação e alegria que você traz ao meu coração.

Com todo o meu amor e gratidão, a vovó que te ama.

APRESENTAÇÃO

Bem-vindo, querido leitor, a esta jornada de conhecimento e descoberta que se inicia com *Trabalhando os transtornos do neurodesenvolvimento de maneira descomplicada: como lidar com TDAH, TEA e TOD*. É um prazer imenso recebê-lo neste espaço, em que a empatia e a compreensão caminham juntas em direção a um objetivo comum: estabelecer uma comunicação mais eficaz com nossas crianças.

Se você chegou até aqui, com certeza possui um desejo ardente de aprender e de se aprofundar em um tema que, apesar de seu peso, carrega também a luz da esperança. A cada página, você encontrará ferramentas e informações que não apenas iluminam conceitos, mas que também promovem um ambiente mais harmonioso e acolhedor para os pequenos que enfrentam os transtornos do neurodesenvolvimento. TDAH, TEA e TOD não são meramente siglas a serem decoradas; são realidades que habitam a vida de muitas famílias, e conhecer cada uma delas é o primeiro passo para transformá-las.

Nosso primeiro capítulo abraça a comunicação entre pais e filhos, um elemento essencial e muitas vezes desafiador. As palavras têm o poder de construir ou destruir; portanto, ao explorarmos as nuances da interação familiar, nosso enfoque será encorajar você, pai ou mãe, a vislumbrar caminhos efetivos que façam ecoar a sua voz e a de seus filhos. O tom encorajador que permeia este capítulo reforçará a ideia de que, mesmo diante dos desafios, há sempre possibilidades de crescimento e aprendizado. Seu esforço conta, e cada passo que você dá nessa jornada é um investimento para um futuro melhor para sua criança.

Na sequência, chegará o momento de refletirmos sobre os fatores sociais e familiares que moldam a aceitação e o desenvolvimento. Um ambiente repleto de amor e suporte social é imprescindível para o florescimento de qualquer criança, especialmente para aquelas que lidam com as complexidades dos transtornos do neurodesenvolvimento. A importância de um relacionamento saudável entre irmãos, os impactos que amigos podem ter e como os grupos de apoio se mostram essenciais em momentos de dificuldade serão explorados, mostrando de que forma todos nós podemos ser parte da solução.

Seguindo adiante, o foco será em estratégias práticas que visam construir um ambiente positivo. Por meio de hábitos saudáveis, rotinas que proporcionem segurança e comunicação positiva, você poderá criar um lar em que a prosperidade e a saúde mental possam florescer. Daremos dicas valiosas que podem ser implementadas tanto na casa quanto na escola, lembrando que o apoio pode vir de todos os lados e que a colaboração é a chave para o sucesso.

Ainda traremos à tona o papel vital que a escola e a comunidade desempenham no apoio a essas crianças. Em um mundo que, por vezes, se mostra indiferente, destacar a importância de práticas inclusivas e a formação de profissionais sensíveis aos desafios que esse público enfrenta é imperativo. Aqui, enfatizaremos a necessidade de um diálogo constante entre escola e família, do qual todos saem beneficiados.

Um dos momentos mais emocionantes e inspiradores estará reservado para histórias de superação. Contar com relatos reais de famílias que enfrentaram e venceram dificul-dades traz à tona a resiliência e o poder transformador do amor. Esses testemunhos são chaves que abrem portas para a esperança, lembrando que, por mais desafiadora que seja a trajetória, ela é repleta de histórias de triunfo e coragem.

Por fim, ao chegarmos às conclusões e às reflexões sobre o futuro dos transtornos do neurodesenvolvimento, haverá uma preparação para uma nova visão. Aqui, incentivamos a continuidade da educação e da recolha de conhecimento, pois essa luta incessante contra estigmas e preconceitos não pode terminar em um livro. A empatia e a busca constante por inclusão e aceitação são a força que move essa transformação. Seu papel, querido leitor, é de extrema importância. Ao longo da leitura, esperamos que você se sinta não apenas um espectador, mas sim um agente ativo em prol de um futuro mais acolhedor.

Prepare-se para adentrar um espaço em que a informação encontra a sensibilidade, em que cada palavra é pensada para entrelaçar dramas e esperanças, e em que você descobrirá que a jornada, embora desafiadora, está repleta de promessas de mudança e crescimento. Juntos, vamos explorar esse mundo!

Com carinho,
Maria Aparecida da Silva

PREFÁCIO

Vivemos em uma sociedade hiper conectada. Um simples fenômeno que acontece do outro lado do globo acaba influenciando aqui, no nosso país.

Em meio ao turbilhão de informações e conexões, muito próprio da nossa época, no mais elementar traço de humanidade está a nossa comunicação. Ora, a comunicação, principalmente hoje, não é igual para todos. Refiro-me às comunicações diferentes que constroem aqueles que têm transtornos do neurodesenvolvimento. Existem inúmeros casos de crianças que têm diante de si próprias barreiras quase intransponíveis de comunicação. E não podemos dizer que isso é culpa delas. Como este livro está prestes a mostrar, existem, quando o assunto é transtornos de neurodesenvolvimento, fatores genéticos, mas — atenção — esses não são capazes de engessar a criança em sua condição: as determinações genéticas não têm a palavra final para segurar, amarrar as crianças com TEA, por exemplo. Existe sim, do turbilhão de informações, o oásis de oportunidades externas que deve ser oferecido às crianças, por parte dos pais e dos educadores, a começar pelos pais.

Os pais, muitas vezes, podem se ver desesperados diante da confusão comunicacional que os transtornos causam. A esse propósito, vem ao caso a prática da meditação... por quê?

A meditação, ao propiciar silêncio e concentração, parece auxiliar a diminuir essa desordem comunicacional. Antes, em um diálogo de murmúrios e perguntas inquiridoras, agora transparece o silêncio, a concentração, e principalmente a escuta, que deve ser uma prática absolutamente necessária não exclusivamente em casa, mas em ambientes extrafamiliares.

É muito fácil encontrar pessoas que lidem com os transtornos de neurodesenvolvimento de modo simplista, simplório, como se internamente elas já cultivassem uma solução àquilo. Mas este livro demonstrará que as oportunidades que o diálogo abre são beneficentes não somente às crianças com transtornos, mas à sociedade mesma. Temos uma natureza social. Não podemos negá-la. A natureza social também é válida para os que possuem os transtornos dos quais este livro tratará de maneira tão compreensível! Que a leitura seja simultaneamente agradável e útil.

Cotia, janeiro de 2025

Luiz Davi de Souza Novaes

Professor de Filosofia dedicado ao ensino e ao despertar do pensamento crítico. Com sólida formação acadêmica, instiga a curiosidade de seus alunos. Sua paixão pela Filosofia se reflete nas aulas e discussões. Ele inspira através de sua abordagem envolvente e profunda.

SUMÁRIO

CAPÍTULO 1
SIGNIFICADOS DOS TRANSTORNOS..19

CAPÍTULO 2
FATORES QUE LEVAM À EXISTÊNCIA DOS TRANSTORNOS.....27

CAPÍTULO 3
TRANSTORNOS DO NEURODESENVOLVIMENTO:
UMA VISÃO GERAL...35

CAPÍTULO 4
INTERVENÇÕES POSSÍVEIS E SUPORTE 45

CAPÍTULO 5
COMUNICAÇÃO EFICAZ ENTRE PAIS E FILHOS 55

CAPÍTULO 6
IMPACTO DA ACEITAÇÃO NA VIDA DAS CRIANÇAS...............65

CAPÍTULO 7
O PAPEL DAS EMOÇÕES NA EXPERIÊNCIA FAMILIAR 75

CAPÍTULO 8
FATORES SOCIAIS E FAMILIARES:
O IMPACTO NA ACEITAÇÃO 85

CAPÍTULO 9
ESTRATÉGIAS PARA PAIS:
CONSTRUINDO UM AMBIENTE POSITIVO...............................97

CAPÍTULO 10
O PAPEL DA ESCOLA E DA COMUNIDADE NO APOIO 107

CAPÍTULO 11
HISTÓRIAS INSPIRADORAS DE SUPERAÇÃO 117

CAPÍTULO 12
CONCLUSÕES E REFLEXÕES SOBRE O FUTURO
DOS TRANSTORNOS DO NEURODESENVOLVIMENTO 127

POSFÁCIO 135

Capítulo 1

Significados dos Transtornos

Os transtornos do neurodesenvolvimento representam uma categoria crucial nas ciências da saúde, englobando uma variedade de condições que afetam a capacidade de desenvolvimento, aprendizagem e funcionamento social de crianças e jovens. Entre os mais conhecidos estão o Transtorno do Déficit de Atenção com Hiperatividade (TDAH), o Transtorno do Espectro Autista (TEA) e o Transtorno Opositivo Desafiante (TOD). Cada um desses transtornos possui características singulares que se manifestam na vida diária das crianças e impactam não apenas o seu desenvolvimento, mas também a dinâmica familiar e social.

Conscientizar-se sobre esses transtornos é fundamental. Profissionais de saúde, educadores e pais precisam entender profundamente como cada condição pode influenciar o comportamento e o aprendizado das crianças. Essa compreensão não apenas reduz estigmas e preconceitos, mas também contribui para a criação de ambientes mais inclusivos e amigáveis. É essencial que a sociedade como um todo adote uma postura proativa em relação à educação e à aceitação das diferenças, promovendo assim uma cultura que valoriza não apenas a diversidade, mas também a empatia e a compaixão.

A prevalência de transtornos do neurodesenvolvimento é alarmante e crescente. Estima-se que uma em cada cinco crianças em idade escolar apresenta algum tipo de desvio no desenvolvimento neuropsicológico. Isso tem um impacto devastador nas famílias e nas comunidades. As consequências vão muito além do simples diagnóstico; elas permeiam as atividades cotidianas, afetando a autoestima das crianças, o relacionamento familiar e até mesmo o sucesso acadêmico. As crianças que enfrentam esses desafios podem se sentir isoladas, incompreendidas e frustradas, experiências que geram um ciclo de dificuldades emocionais e sociais.

Portanto, este capítulo busca iluminar o caminho para um entendimento mais profundo sobre os transtornos do neurodesenvolvimento, mobilizando todos os envolvidos nesse processo – desde profissionais a pais –, realizando um convite ao acolhimento e à busca por soluções efetivas que beneficiem todas as crianças em seu desenvolvimento e integração na sociedade.

TDAH, ou Transtorno do Déficit de Atenção com Hiperatividade, é uma condição que muitas vezes desperta receios e confusões, tanto entre profissionais de saúde quanto entre pais e educadores. Caracterizado pela dificuldade de manter a atenção, impulsividade e hiperatividade, esse transtorno não é uma mera questão de falta de disciplina ou desinteresse. Não raro, as crianças com TDAH enfrentam uma batalha interna, lutando para se concentrar em tarefas que para seus pares parecem simples e corriqueiras. O que muitos não entendem é que o mundo para essas crianças pode parecer um turbilhão de estímulos, em que desviar a atenção é quase uma reação reflexa. Pequenos ruídos, movimentos rápidos ou qualquer variação no ambiente se tornam obstáculos que tornam sua jornada diária complexa e cansativa.

A manifestação dessa condição varia muito de uma criança para outra. Enquanto algumas possam ser inquietas e agitar constantemente as mãos ou os pés, outras podem apresentar uma forma mais sutil de TDAH, em que a distração aparece como um estado de sonolência diante das tarefas cotidianas. Essa particularidade traz desafios diários, não apenas para elas, mas também para seus familiares, que muitas vezes se sentem perdidos entre tentativas de disciplinar e entender. É essencial que o olhar da sociedade se volte para a ressalva de que essas crianças não estão se comportando de forma desrespeitosa, mas muitas vezes simplesmente não conseguem seguir o fluxo que lhes é proposto.

Por outro lado, temos o Transtorno do Espectro Autista (TEA), que apresenta uma diversidade de sintomas e comportamentos. O espectro, como o próprio nome diz, abrange uma ampla gama de características, desde dificuldades em comunicações sociais e interações até a maneira como os indivíduos percebem e respondem a estímulos sensoriais. Uma criança nessas condições pode ser extrovertida e apaixonada por determinadas áreas, enquanto outra pode apresentar reservas acentuadas e se sentir ansiosa em interações. O entendimento real do TEA vai além das suas dificuldades; requer uma visão atenta às habilidades e aos interesses únicos que essas crianças podem desenvolver, revelando assim mundos e formas de ver a vida que são profundamente distintas e valiosas.

No que diz respeito ao Transtorno Opositivo Desafiante, (TOD), as crianças frequentemente apresentam comportamentos desafiadores, desobediência e uma resistência ativa a seguir regras. Nenhuma criança é igual a outra, e o TOD se manifesta de várias maneiras, com alguns pequenos desafiadores tornando-se verdadeiros "guerreiros" em sua luta contra a autoridade. Aqui, é crucial que pais e educadores entendam que por trás do comportamento desafiador pode haver sentimento de frustração e incompreensão, fazendo com que esses pequenos se sintam menos valorizados e mais alienados. A chave para lidar com o TOD é construir pontes de comunicação, em que a escuta ativa assume protagonismo, promovendo um ambiente de apoio e amor.

Discutir esses transtornos é fundamental, pois somente a partir do entendimento profundo de cada um deles é que podemos realmente começar a desconstruir mitos e preconceitos. Cada criança que vive com TDAH, TEA ou TOD tem um potencial imenso, e as barreiras que enfrentam não definem seu valor. Vamos, por meio da educação, da empatia e do acolhimento, abrir espaço para que cada uma dessas crianças tenha a oportunidade de brilhar e ser reconhecida por suas qualidades à medida que superam os desafios impostos por suas condições. Além de identificação e compreensão, o suporte emocional e prático da família e da sociedade pode, de fato, alterar a trajetória dessas vidas, proporcionando um futuro mais gentil, palpitante e pleno de esperança.

Analisando os fatores que contribuem para o desenvolvimento dos transtornos do neurodesenvolvimento, é vital considerar a complexidade que envolve a interação entre elementos psicossociais e biológicos. Inicialmente, não podemos ignorar a influência genética. Estudos científicos têm demonstrado que a hereditariedade desempenha um papel significativo na predisposição a condições como TDAH, TEA e TOD. Indivíduos com histórico familiar de transtornos do neurodesenvolvimento têm uma chance maior de desenvolver essas condições, tornando a genética um aspecto essencial a ser explorado no contexto de intervenções e estratégias de prevenção.

Entretanto, a genética não opera isoladamente. O ambiente em que a criança se desenvolve também exerce uma influência poderosa. Fatores como a exposição a substâncias tóxicas durante a gestação, estresse pré-natal e condições socioeconômicas adversas podem afetar o desenvolvimento cerebral da criança, exacerbando ou atenuando os sintomas dos transtornos. Pense em um cenário: uma mãe grávida que enfrenta constantes situações de estresse, seja por preocupações financeiras, violência doméstica ou até mesmo falta de apoio emocional. Essa mãe pode ser mais suscetível a ter uma criança que apresenta dificuldades no neurodesenvolvimento.

Além disso, a dinâmica familiar é um fator de influência crucial. Uma casa marcada por tensões, conflitos frequentes ou falta de comunicação pode criar um ambiente que, embora inadvertidamente, dificulte o desenvolvimento saudável da criança. Por outro lado, lares que promovem apoio emocional, comunicação aberta e aceitação tendem a ajudar as crianças a prosperarem, mesmo aquelas que apresentam desafios associados a transtornos do neurodesenvolvimento.

Ademais, devemos lembrar a importância das interações sociais na vida de uma criança. O convívio com outras crianças e adultos potencializa esse aspecto. Fora do núcleo familiar, as experiências em ambientes comunitários e escolares moldam a visão de mundo e autoestima da criança. Por exemplo, crianças que são alvo de *bullying* ou rejeição em ambientes escolares não apenas enfrentam desafios diretos na aprendizagem, mas sua saúde emocional pode ser profundamente afetada, levando a um agravamento dos sinais de transtornos do neurodesenvolvimento.

Assim, fica claro que a abordagem para entender e enfrentar os transtornos do neurodesenvolvimento precisa ser multifacetada. É fundamental abordá-los sob a perspectiva de uma interação complexa entre fatores biológicos, sociais e ambientais. Para que uma criança tenha a chance de se desenvolver de forma harmoniosa e plena, todos esses elementos precisam ser levados em consideração, e a intervenção precoce, aliada ao apoio contínuo, pode fazer uma diferença significativa na vida desses pequenos.

A exploração dos fatores que compõem o desenvolvimento dos transtornos do neurodesenvolvimento é apenas o primeiro passo; agora, faz-se necessário refletir sobre as intervenções e as melhores práticas. E é aí que os pais, educadores e profissionais da saúde têm um papel fundamental a desempenhar, promovendo um ambiente que não só reconhece os desafios enfrentados pelas crianças, mas valoriza suas potencialidades únicas e indisputáveis.

Estratégias práticas para os pais desempenharem um papel ativo na vida de crianças que lidam com TDAH, TEA e TOD são essenciais. Aqui, focaremos em estabelecer uma comunicação aberta e eficaz, criando um ambiente acolhedor que favoreça o desenvolvimento e a aceitação das particularidades de cada criança.

Primeiramente, a comunicação deve ser uma via de mão dupla. Os pais podem começar por perguntar aos filhos como eles se sentem em relação a suas experiências diárias. Essa abordagem, aparentemente simples, posiciona a criança como protagonista em sua própria narrativa e a faz sentir-se valorizada. Além disso, é fundamental usar uma linguagem que elas possam compreender; evitando termos complexos ou palavras que possam causar confusão. Por exemplo, ao invés de dizer "você está agindo de maneira desafiadora", pode-se dizer "eu percebo que você está se sentindo inquieto agora". Essa mudança não é só sobre a escolha das palavras, mas sobre o ato de reconhecer e validar os sentimentos da criança.

No cotidiano, fornecer uma rotina clara e consistente pode trazer segurança às crianças que enfrentam esses desafios. TDAH, TEA e TOD frequentemente fazem parte de um mundo que já é repleto de incertezas, e a previsibilidade pode ajudar a mitigar a ansiedade. Os pais devem criar horários estabelecidos para tarefas cotidianas, pausas e tempos de lazer. Incorporar ambientes familiares em que as crianças se sintam à vontade e seguras é vital. Esse espaço pode incluir a escolha de um canto da casa para onde elas possam se retirar quando se sentirem sobrecarregadas, favorecendo momentos de autocuidado.

Os métodos de disciplina também precisam ser revisados. Em vez de punições severas, é mais interessante implantar uma abordagem focada na compreensão e na resolução de problemas. Quando ocorrer uma situação desafiadora, os pais podem discutir o que levou àquele comportamento, e juntos podem trabalhar em estratégias para que a criança se sinta capaz de resolvê-la quando surgir novamente. Essa alternativa não só dará a educação ao pequeno, mas também desenvolverá habilidades sociais e emocionais necessárias para seu crescimento.

Outro aspecto que não deve ser negligenciado é a busca por apoio. Grupos de apoio para pais de crianças com TDAH, TEA e TOD podem ser uma excelente fonte de informações e troca de experiências. Não há necessidade de enfrentar esses desafios sozinho. A partilha de histórias e soluções viáveis com outros pais que vivenciam realidades semelhantes pode fazer maravilhas em termos de apoio emocional e prático. Esse suporte possibilita que os pais se sintam mais conectados e menos isolados, o que é essencial para a saúde emocional.

Por último, é vital educar-se continuamente sobre os transtornos do neurodesenvolvimento. Os pais devem buscar informações sobre pesquisa e práticas recomendadas, participando de workshops e conversando com especialistas. Esse conhecimento permitirá que eles se tornem dignos defensores dos direitos dos filhos, capazes de dialogar com escolas e profissionais da saúde ao buscar as melhores estratégias de aprendizado e suporte para suas crianças.

Assim, este segmento do capítulo não apenas endossa os desafios enfrentados por crianças e pais ao lidar com transtornos do neurodesenvolvimento, mas também oferece um farol de esperança. A construção de um ambiente de amor, aceitação e aprendizado pode verdadeiramente transformar a trajetória de vida dessas crianças, permitindo que elas se sintam capacitadas a brilhar mesmo diante das dificuldades. E assim, a mensagem que fica é: comunicar-se é a chave; o entendimento é a porta, e o amor é a luz que ilumina o caminho para um futuro promissor e acolhedor.

Capítulo 2

Fatores que Levam à Existência dos Transtornos

Ao adentrar o universo intrigante dos transtornos do neurodesenvolvimento, é impossível ignorar a complexidade que compõe essa realidade. Fatores psicossociais e biológicos não operam em silos, mas interagem em um ballet sutil que molda as experiências, comportamentos e potencialidades de cada criança. Nesse contexto, a multidimensionalidade do desenvolvimento humano se revela como um portal para melhor compreensão e intervenção.

Qualquer profissional ou familiar que se empenha em decifrar cada mistério que rodeia os transtornos como o TDAH, TEA e TOD deve considerar a confluência entre hereditariedade e ambiente. Imagine, por um momento, uma criança que, desde sua concepção, é banhada por um ambiente repleto de amor, carinho, mas também marcado por tensões cotidianas. Sua realidade é construída de estímulos e experiências que vão moldando seu cérebro e suas conexões neurais de forma significativa. O apoio e a compreensão em seu núcleo familiar se tornam fundamentais nesse processo.

Por outro lado, fatores genéticos têm um papel essencial a desempenhar. Pesquisas e estudos começam a evidenciar que as heranças familiares podem sinalizar predisposições a certas condições. Mas compreender que a genética nunca é um destino, mas sim uma moldura em que a experiência diária é pintada, é essencial. Afinal, cada criança carrega em si a possibilidade de ser muito mais que as características herdadas. A pluralidade humana exige uma reflexão profunda sobre como os laços emocionais, a interação social e até mesmo o espaço físico onde vive se entrelaçam em suas histórias.

Assim, à medida que nos debruçamos sobre as narrativas individuais, é vital enfatizar histórias que exemplificam como essas influências podem provocar transformações profundas. Vejamos o caso de Ana, uma menina que, embora tivesse no seio familiar uma história repleta de inquietações e doenças que ecoavam em sua linhagem, encontrou luz em um ambiente escolar que a acolhia. As experiências de acolhimento na escola, combinadas a atenção e amor da sua família, trouxeram a Ana um caminho diferente do que o mapeado por sua genética. Ela começou a construir sua própria história, em que até mesmo as dificuldades tornavam-se elementos de força e resiliência.

Portanto, é urgente que se faça a conexão entre conceitos como ambiente e hereditariedade, pois ao iluminarmos essas interações, desdobramos um novo entendimento sobre qual caminho traçar para que crianças em diferentes contextos possam não apenas existir, mas florescer. O que se propõe neste capítulo é uma jornada que atravessa o labirinto da psicologia do desenvolvimento, sempre com um foco humano, acolhedor e, acima de tudo, otimista.

A próxima etapa será explorar mais a fundo como esses fatores interagem na vida cotidiana das crianças, preparando o terreno para intervenções que façam a diferença. A busca por um ambiente saudável e acolhedor, acompanhado de uma compreensão robusta da genética, será a ponte que nos unirá em direção a soluções cada vez mais eficientes e empáticas.

A influência da genética no neurodesenvolvimento é um campo repleto de nuances que merece uma atenção especial. A hereditariedade não é apenas um fator sem destaque; é um elemento central na configuração dos transtornos do neurodesenvolvimento, atuando como uma semente plantada que pode florescer sob determinadas condições. Diversos estudos têm apontado uma forte correlação entre o histórico familiar e a predisposição para condições como TDAH, TEA e TOD. Por exemplo, se olharmos para famílias nas quais um ou mais membros apresentam esses transtornos, notamos que as chances de que novas gerações também enfrentem dificuldades são significativamente maiores. Contudo, é essencial destacar que a genética, por si só, não é um determinante absoluto, mas sim uma parte de um quebra-cabeça que inclui também influências ambientais e experiências cotidianas.

Para elucidá-lo, vamos considerar um exemplo a partir da observação clínica. Em uma investigação com várias crianças diagnosticadas com TDAH, constatou-se que cerca de 60% apresentavam relatos de familiares com sintomas similares. Tais dados nos levam a crer que a transmissão de características comportamentais e cognitivas pode seguir um padrão familiar, sugerindo que a genética exerce um papel vital, mas que não é isolado. Outro ponto relevante é a diversidade que encontramos na manifestação dos transtornos. Uma criança pode lidar com uma sintomatologia aguda, enquanto outra no mesmo núcleo familiar pode demonstrar um quadro moderado. A genética, portanto, não deve ser encarada como um destino, mas como um fator que, em interação com o ambiente e com as experiências de vida, irá moldar a vivência da criança.

Detetives naturais que buscam entender a conexão entre genética e neurodesenvolvimento frequentemente se deparam com a ideia de que modificações epigenéticas também desempenham um papel crucial. As alterações na expressão gênica devido a fatores ambientais, como estilo de vida, interação social e até traumatismos, poderão influenciar a forma como as características genéticas se manifestam. Portanto, mesmo que uma criança herde a propensão genética para um transtorno, a forma como ela se desenvolve pode ser profundamente alterada pela natureza do ambiente que a cerca.

Finalmente, a compreensão da influência genética nos transtornos do neurodesenvolvimento abre portas para intervenções mais assertivas. Profissionais habilitados podem usar essa informação não apenas para formular diagnósticos mais precisos, mas também para direcionar intervenções que visem transformar o ambiente e minimizar os riscos associados à predisposição genética. Sempre que possível, pais e educadores devem conscientizar-se sobre essa conexão, já que um ambiente nutritivo e enriquecedor se mostra fundamental para aliviar ou até mesmo anular as dificuldades que poderiam surgir a partir desse fator genético.

Assim, ao olharmos com atenção para a influência da genética no neurodesenvolvimento, é imperativo que ampliemos nosso foco para incluir intervenções que valorizem a individualidade da criança, considerando suas singularidades e potencialidades. Esse é o ponto de partida para promover um ambiente favorável que não só acolhe, mas que também potencializa os talentos únicos de cada pequeno ser.

Com isso, fechamos a discussão sobre a genética. Na sequência, nos aprofundaremos no impacto do ambiente onde a criança está inserida, visto que esse fator representa uma trama intricada que interage constantemente com a formação da personalidade e das habilidades dela, diretamente ligadas ao desenvolvimento e aos desafios enfrentados em relação aos transtornos do neurodesenvolvimento.

O papel do ambiente no desenvolvimento das crianças com transtornos do neurodesenvolvimento é um tema vasto e intricado, e suas repercussões se estendem de maneira profunda na formação da identidade e nas interações sociais. O ambiente em que uma criança se desenvolve não é apenas um pano de fundo passivo; é ativo, influenciando diretamente suas emoções, comportamentos e, por consequência, seu crescimento. Esse ambiente pode ser acolhedor e estimulante ou opressivo e caótico — e a escolha do ambiente em que a criança se insere pode determinar o seu sucesso ou suas contínuas dificuldades.

Ambientes que são ricos em oportunidades, como escolas que adotam práticas inclusivas, famílias que promovem o diálogo aberto e a aceitação, são cruciais para o desenvolvimento saudável. Imagine crianças ornamentadas por professores que percebem suas singularidades, que não apenas as ensinam a se encaixar, mas que as instigam a explorar as suas paixões. A abordagem carinhosa e atenta dos pais que permitem que seus filhos sejam autênticos, respeitando seus tempos, seus espaços e suas emoções, faz a diferença. Crianças que recebem esses cuidados são mais propensas a desenvolver uma autoestima saudável e habilidades sociais que lhes permitam interagir e se integrar em diversos contextos sociais, enfrentando as adversidades que possam surgir.

Por outro lado, ambientes hostis, que expõem as crianças a bullying, rejeição e críticas constantes, podem levar a um ciclo vicioso de baixa autoestima e isolamento. A história de crianças que são constantemente colocadas à margem em espaços escolares ou sociais provoca estragos que vão além dos ferimentos imediatos. O impacto negativo se inibe e transforma em uma verdadeira barreira ao aprendizado e à socialização. A insegurança que resulta dessas experiências prejudica não apenas o imediato, mas pode reverberar por toda a vida, criando dificuldades emocionais e resiliência aos desafios.

Um exemplo impactante é o relato de famílias que enfrentaram condições socioeconômicas desafiadoras. Uma criança que cresceu em um ambiente repleto de conflitos, sem recursos básicos e dentro de um lar onde a violência era comum, enfrenta um desenvolvimento prejudicado. A escassez de apoio emocional e a saturação de estresse podem resultar em dificuldades no aprendizado e na formação de relacionamentos saudáveis. Por sua vez, essa criança pode desenvolver comportamentos defensivos que complicam ainda mais sua vida social e educacional.

A interação social entre as crianças também não pode ser negligenciada. As amizades formadas na infância são cruciais para a construção da rede de suporte emocional. Crianças que cultivam relações amigáveis e solidárias tendem a desenvolver uma resiliência maior diante de dificuldades. Portanto, o ambiente não se restringe à sua configuração física ou familiar; é um tecido interconectado de experiências humanas que molda uma criança ao longo de suas jornadas.

Por fim, destacar a interação entre o ambiente e a genética se torna crucial para entendermos a complexidade do desenvolvimento dos transtornos do neurodesenvolvimento. Uma criança pode herdar genes que a predisponham a certas condições, mas as influências do ambiente em que se insere, as relações que forma e os desafios todos superados juntos têm a possibilidade de elevar sua qualidade de vida e oportunidades. Assim, criar ambientes positivos, estimulantes e inclusivos é essencial para garantir que todas as crianças, principalmente aquelas que enfrentam os desafios dos transtornos do neurodesenvolvimento, possam florescer e alcançar suas máximas potencialidades.

Portanto, ao compreendermos o entrelaçamento desses fatores, fica mais claro que a responsabilidade pela promoção de um desenvolvimento saudável não recai apenas sobre os indivíduos que enfrentam esses desafios, mas sobre toda a sociedade. A comunidade deve se mobilizar para criar ambientes mais justos e acolhedores, onde cada criança possa sentir-se digna e capaz. Cada ação de apoio é uma construção de um futuro mais promissor, tanto para elas quanto para todos nós.

A complexidade das interações entre fatores psicossociais e biológicos no desenvolvimento dos transtornos do neurodesenvolvimento é imensa. O papel desdobrado da genética, aliado a uma circunstância social riquíssima ou limitada, pode fazer toda a diferença no futuro de uma criança. Não estamos apenas lidando com números e estatísticas; estamos falando de vidas, de histórias, de experiências que repercutem ao longo das gerações.

Infelizmente, muitas vezes os desafios são amplificados por barreiras como a falta de recursos educacionais e apoio psicológico. Um ambiente que não apenas reconhece, mas também aceita essas crianças, pode ser a chave para a superação de limitações impostas por fatores externos. Os laços emocionais que se formam nas interações familiares e sociais são igualmente decisivos. O calor de um abraço, a compreensão de um olhar, as palavras de encorajamento proferidas em momentos de dificuldade — todos esses elementos têm o poder de moldar a autoestima e a resiliência das crianças.

Um exemplo que ilustra essa relação é a história de Luísa. Desde pequena, ela manifestou interesse por artes, mas seu talento não foi reconhecido em casa, onde a expectativa era de que ela se dedicasse apenas aos estudos acadêmicos. Luísa, então, encontrou um grupo de amigos na escola que a incentivaram a participar de uma competição de arte. Com o apoio deles, ela se inscreveu, trabalhou fervorosamente, e, para sua surpresa, não só ganhou o concurso, mas também despertou o interesse da comunidade artística local. Naquele momento, um mundo de oportunidades se abriu para Luísa, e a velha noção de que a arte era apenas um "hobby" foi transformada em um caminho viável.

As interações sociais são um componente crítico e, muitas vezes, nos esquecemos de sua importância. Crianças que se solidificam em grupos de apoio, em que cada membro compartilha e valida as experiências e emoções, frequentemente desenvolvem uma autoestima elevada, mesmo quando enfrentam dificuldades. Quando a sociedade emana uma mensagem de aceitação e respeito às diferenças, crianças como Luísa se sentem vistas e compreendidas; isso, por sua vez, reforça seu fortalecimento emocional e incentiva a busca pelos seus interesses.

Por essa razão, ao discutirmos os transtornos do neurodesenvolvimento, é imprescindível abordar as intervenções não apenas do ponto de vista clínico, mas também sob a ótica do acolhimento e da criação de comunidades solidárias. A mudança, em muitos casos, começa em casa e se expande para além das paredes familiares, envolvendo escolas, amigos e grupos de apoio que têm a capacidade de ressignificar trajetórias e abrir portas antes intransponíveis.

Portanto, ao fecharmos este segmento, deixemos claro que a integração de fatores psicossociais e biológicos não é apenas uma linha teórica em nossos livros, mas uma realidade vivida por muitas crianças em nosso cotidiano. A construção de um futuro mais iluminado e inclusivo depende de nossa disposição em agir, apoiar e, principalmente, ouvir o que essas histórias têm a nos ensinar.

Capítulo 3

Transtornos do Neurodesenvolvimento: Uma Visão Geral

O Papel das Intervenções Precoces

Quando falamos sobre os transtornos do neurodesenvolvimento, a máxima "quanto antes, melhor" ganha uma nova dimensão. Sabemos que a infância é uma fase crítica, marcada por intensas transformações e aprendizagens que moldam o indivíduo. Portanto, as intervenções precoces tornam-se uma janela de oportunidades não apenas para lidar com os desafios que surgem, mas, principalmente, para transformar esses desafios em potências.

Imagine um cenário em que uma criança apresenta os primeiros sinais de dificuldade em se concentrar ou de interação social. O que acontece se nada for feito? Tragicamente, muitas vezes essas dificuldades são vistas como "fases" que se superam com o tempo, mas, ao contrário, ignorar esses sinais pode levar a consequências que se perpetuam na vida escolar, social e emocional da criança. Assim, as intervenções precoces emergem como uma luz no fim do túnel, oferecendo esperança e possibilidade de um desenvolvimento diferente.

Diversas abordagens estão disponíveis, como terapias comportamentais que ajudam a criança a entender e gerenciar suas emoções e comportamentos. Essas práticas vão além de técnicas; elas ensinam a desenvolver habilidades sociais, a construir relacionamentos saudáveis e a se adaptar aos desafios que surgem na vida. Por exemplo, um estudo demonstrou que crianças diagnosticadas com TDAH que participaram de programas de intervenção precoce mostraram uma melhoria significativa não apenas no comportamento, mas também na autoestima e em suas interações sociais. Isso nos conduz à essência do que estamos discutindo: a intervenção precoce não é apenas uma resposta a um diagnóstico; é um investimento no potencial da infância.

Além das terapias, a colaboração com escolas é igualmente fundamental. Educar profissionais da educação para reconhecerem sinais precoces e adotarem metodologias competentes é uma peça-chave nessa engrenagem. As escolas têm o poder de fornecer um ambiente enriquecedor, capaz de transformar a experiência da criança. Quando são implementadas políticas inclusivas, a criança se vê acolhida, e essa aceitação se alastra. É como se a escola se tornasse um refúgio, uma ponte que liga as dificuldades às soluções, que transforma as sombras em luz.

Nesse contexto, encontramos histórias inspiradoras que nos ensinam na prática. Foi o que aconteceu com o João, um menino que desde pequeno apresentava dificuldades na comunicação. Graças a uma intervenção precoce realizada em sua escola, um educador percebeu os sinais e decidiu agir. Implementando atividades que estimulavam a fala e a interação, João teve a chance de se desenvolver em um ambiente seguro e afetuoso. O resultado? João não apenas começou a comunicar-se de forma mais eficiente, mas também formou amizades e fortaleceu sua autoconfiança, reescrevendo sua própria história.

Diante disso, é evidente que o papel das intervenções precoces vai muito além de simples medidas corretivas: trata-se de preparar o solo para que floresçam as habilidades e a autoestima dos pequenos. Esse é um chamado à ação para todos nós — educadores, familiares e profissionais da saúde — para juntos promovermos práticas que não apenas aceitem, mas celebrem a singularidade de cada criança. Esse é o futuro que devemos construir, inspirado pelo potencial que reside em cada pequeno ser humano.

Estratégias Práticas para Pais e Educadores

Ao dizermos que o apoio e a compreensão são essenciais no desenvolvimento de crianças com transtornos do neurodesenvolvimento, a prática se torna a bússola que guiará pais e educadores na jornada de ajudar essas crianças a prosperar. A comunicação é um pilar fundamental que deve ser refinado e adaptado, considerando as particularidades de cada criança.

Os métodos de disciplina positiva, por exemplo, oferecem um caminho de abordagem que, longe de apoiar a ideia de punição, se baseia no respeito mútuo. Vamos pensar em um cenário comum: Carlos, um menino de sete anos, vivencia dificuldades em manter sua atenção nas tarefas escolares. Em um momento de frustração, ao invés de uma resposta punitiva ao seu comportamento, o pai decide explorar alternativas. Ele se senta ao lado de Carlos e pergunta sobre o que o distrai. Essa simples ação já abre uma porta para um diálogo efetivo. Construir um espaço seguro, em que a criança sente que suas vozes importam, promove um ambiente de confiança. E esse é apenas o primeiro passo.

Além disso, a implementação de reforços positivos é uma estratégia poderosa. Imagine que a cada pequena conquista — seja ela manter a concentração por mais tempo ou mesmo participar ativamente em sala de aula — haja um reconhecimento. Esse reconhecimento não precisa ser grandioso, mas certeiro: um elogio sincero, uma pequena recompensa, um tempo extra para brincar no parque. Essas ações ajudam a solidificar comportamentos desejáveis, incentivando a criança a se empenhar cada vez mais.

A criação de um ambiente de aprendizagem que favoreça o desenvolvimento das habilidades sociais e emocionais também se revela crucial. Aqui, a colaboração entre pais e educadores é essencial. Em casa, pode-se criar rotinas que incentivem a prática de habilidades sociais, como compartilhar, ouvir e demonstrar empatia. Já na escola, os professores são essenciais na construção de um clima positivo, em que cada aluno é aceito e suas particularidades são abordadas com carinho. O trabalho em grupo, por exemplo, pode ser uma ótima oportunidade para que crianças aprendam a interagir e a valorizar a diversidade de talentos e personalidades.

A troca de experiências entre pais e educadores deve ser incentivada. Organizar reuniões em que todos possam discutir suas percepções e inquietações pode ser revolucionário na forma como as crianças são acolhidas em ambientes diversos. Encontros que geram conexão e integração, enriquecendo assim cada passo da jornada de aprendizado.

A firmeza com que essas estratégias são aplicadas faz diferença. Vamos entender isso por meio da história da Ana, uma educadora que, ao perceber que várias crianças de sua turma lutavam com a interação entre pares, decidiu implementar atividades lúdicas focadas na cooperação. A partir de jogos e dinâmicas, Ana conseguiu reforçar a necessidade do respeito e ajuda mútua. O resultado? As crianças não apenas participaram mais das aulas, como criaram laços que perduraram para além do espaço escolar, formando uma rede de amizade que se baseava numa base sólida de respeito.

Cabe a nós, pais e educadores, reafirmar o compromisso de garantir que cada criança seja vista e ouvida. Ao implementar essas estratégias de forma sistemática, criamos um espaço no qual as crianças com transtornos do neurodesenvolvimento podem não apenas ser "clientes" do sistema de ensino, mas protagonistas em suas histórias de vida. Compreensão, empatia e ações práticas não apenas promovem o aprendizado, mas, acima de tudo, a construção de um futuro mais justo e brilhante onde cada individualidade possa florescer, livre e autêntica.

A Importância do Trabalho Interdisciplinar

Ao aprofundar-se nas nuances do apoio a crianças com transtornos do neurodesenvolvimento, um componente fundamental que não pode ser negligenciado é a colaboração interdisciplinar. Essa cooperação entre profissionais de diferentes áreas, ação conjunta e integrada, emerge não apenas como uma necessidade, mas como uma condição essencial para fomentar um desenvolvimento mais harmonioso e eficaz para as crianças.

Imagine um cenário em que um psicólogo, um pedagogo, um terapeuta ocupacional e um fonoaudiólogo estão todos em uma mesma mesa, compartilhando suas observações e insights sobre um único pequeno ser. A criança, João, apresenta um quadro de TDAH e dificuldades significativas na comunicação. Se apenas um especialista estivesse preocupado, a visão e, portanto, a intervenção poderia ser limitada. No entanto, quando diferentes vozes se unem, é possível mapear um plano que considera não apenas o desenvolvimento cognitivo, mas também o social e emocional.

O papel de cada profissional é imprescindível. O psicólogo traz à mesa a visão das dinâmicas emocionais enfrentadas pelo João. A terapia ocupacional, por sua vez, apresenta estratégias que ajudam na organização e no gerenciamento do tempo — habilidades que João ainda não dominava. Enquanto isso, o pedagogo explora abordagens que possam tornar a sala de aula mais inclusiva e adaptada às necessidades específicas do menino. Finalmente, o fonoaudiólogo embarca nesse esforço, melhorando a comunicação de João, capacitando-o a se expressar de maneira mais fluida e assertiva.

Na verdade, essa sinergia transforma o processo de intervenção em uma experiência multidimensional. Ao invés de olhares isolados, temos um encaixe de peças que se complementam. Há quem possa pensar: "Mas será que é realmente necessário?". A resposta vem dos dados provenientes de estudos que mostram que crianças que recebem um suporte integrado conseguem superar suas dificuldades de forma muito mais eficiente — uma constatação repleta de esperança e o sabor doce do acolhimento.

Para ilustrar isso, contamos a história de Clara. Desde cedo, Clara enfrentava o espectro do TEA. Sua mãe, ciente das dificuldades, decidiu unir forças com diferentes especialistas. O impacto foi avassalador. Cada um deles não apenas abordou aspectos variados do desenvolvimento, mas criou um ambiente de leitura e diálogo aberto entre eles e até mesmo com a família de Clara. Essa colaboração não só propiciou intervenções ajustadas à criança, mas também envolvendo e capacitando os familiares, criando ligações mais profundas e colaborativas.

Essa abordagem vai além da simples soma de esforços; é sobre a criação de um verdadeiro ecossistema de suporte. Quando famílias, escolas e profissionais da saúde pública se unem, potencializam suas ações, combatendo a exclusão e o estigma que frequentemente envolvem esses transtornos. A interseção entre conhecimento, experiência e carinho é o que se espera em cada projeto. Seria possível dizer que é um "time dos sonhos" que se forma não apenas para ajudar a criança, mas também para angariar mudanças em toda a sociedade ao se tornar um aliado na luta por inclusão.

Portanto, é essencial que, ao traçar estratégias, nunca percamos de vista essa questão interdisciplinar. Essa foi uma lição que ficou clara, mas que frequentemente se perde sob a pressão do dia a dia de profissionais isolados em seus ambientes de especialização. A força reside na união e na partilha de um único objetivo: assegurar que cada criança, inclusive aquelas enfrentando os desafios dos transtornos do neurodesenvolvimento, tenha um futuro repleto de oportunidades para prosperar e brilhar.

Nesse espírito, o convite é para que continuemos a sonhar juntos, um trabalho de formiguinha, em que cada pequeno gesto conta e cada passo dado é um avanço em direção a um amanhã mais acolhedor e à vitória sobre a ignorância e o preconceito.

A Criação de um Ambiente Familiar e Escolar Positivo

A construção de um ambiente familiar e escolar positivo é uma missão que vai além da simples observação; é um compromisso ativo com a ideia de acolhimento, respeito e celebração da individualidade de cada criança. As crianças com transtornos do neurodesenvolvimento, como TDAH, TEA e TOD, demandam um espaço em que possam se sentir seguras e valorizadas. Quando criamos esse ambiente, estamos não apenas respondendo às suas necessidades, mas também as nutrindo, incentivando seu crescimento pleno e verdadeiro.

Imagine um lar onde as conversas são encorajadoras, onde cada pequena conquista é comemorada. O exemplo de Miguel, um menino diagnosticado com TDAH, ilustra bem essa necessidade. Desde pequeno, seus pais sempre fizeram questão de se atentar às suas vitórias diárias, por menores que fossem. Ao invés de focar nas dificuldades, celebravam a finalização de tarefas escolares ou os momentos em que Miguel conseguia controlar sua impulsividade. Isso fez com que ele desenvolvesse uma autoestima robusta, sabendo que tinha apoio incondicional, o que, ao longo do tempo, refletiu no seu desempenho escolar e nas relações sociais.

Na esfera escolar, a importância de um ambiente acolhedor não pode ser subestimada. Educadores que compreendem o significado da inclusão e da aceitação desempenham um papel crucial na vida desses pequenos. Estruturas curriculares adaptadas e abordagens personalizadas podem se traduzir em rankings de oportunidades. Sabemos que, muitas vezes, a escola é o primeiro lugar fora do núcleo familiar onde as crianças se socializam. Portanto, a inclusão deve ser o fio condutor do ambiente escolar. Um verdadeiro exemplo disso é a história de Carolina, que, em sua escola, teve a chance de ser uma das protagonistas de uma peça de teatro que abordava a diversidade. Essa oportunidade permitiu não só que ela mostrasse seu talento aos colegas, mas também a sensibilizou a aprender com as diferenças de cada um, criando um ambiente de pertencimento.

Os pais têm um papel vital ao ensinar a importância da comunicação adequada. O uso de uma linguagem positiva e encorajadora deve ser uma prática constante. A interação entre filhos e pais em atividades cotidianas, como preparar refeições ou ajudar em tarefas escolares, pode ser uma rica oportunidade de aprendizado e conexão emocional. A comunicação respeitosa ensina as crianças a expressarem seus sentimentos e ouvirem os sentimentos dos outros, criando um ambiente de amor e crescimento mútuo.

A importância do apoio emocional, portanto, se revela como um pilar nessa estrutura. Práticas que resultam em aumentar a autoestima e o autocuidado das crianças são grandemente necessárias. Incentivar cada criança a encontrar suas paixões e hobbies, seja no futebol, na dança, ou nas artes, ajuda-as a descobrir suas habilidades. Essas experiências construtivas tendem a fortalecer não apenas a habilidade técnica, mas igualmente a força emocional, capacitando essas crianças a lidarem com os desafios futuros que encontrarão fora de casa ou da sala de aula.

Por fim, a prática de manter um diálogo com a escola à luz do que se ocorre em casa é essencial. Discutir as preocupações e avanços com professores poderá auxiliar na formação de um plano de ações conjuntas, promovendo bem-estar e desenvolvimento global para a criança. Isso pode ser feito por meio de reuniões de pais e professores que promovam um espaço de diálogo aberto, de modo que todos se sintam investimentos importantes nas vidas das crianças.

Ao empoderar tanto a família quanto a escola, construímos não apenas espaço físico, mas sim um verdadeiro lar onde cada criança é percebida em suas nuances e potencialidades. O aperreio conjunto pode levar não só à melhoria da qualidade do desenvolvimento da criança, mas também à formação de cidadãos mais empáticos e compreensivos. Esse futuro, mais inclusivo e justo, embora repleto de desafios, está em nossas mãos — basta que o queiramos com sinceridade e dedicação.

Capítulo 4

Intervenções Possíveis e Suporte

A Comunicação como Ferramenta de Conexão

No universo complexo em que vivemos, a comunicação se revela como a ponte que liga corações e mentes. Para as crianças com transtornos do neurodesenvolvimento, essa ligação é ainda mais crucial. Em um mundo muitas vezes apressado e impessoal, o ato de ouvir e ser ouvido transcende a troca de palavras; é sobre se conectar de forma profunda e significativa.

Imagine, por um momento, a pequena Sofia. Ela, com seus sete anos de vida, enfrenta desafios únicos em se comunicar. Sua história não é uma exceção, mas a regra que permeia a vida de muitas crianças como ela. Cada tentativa de expressar suas emoções e necessidades é um passo titubeante em um campo minado. Agora, visualize seu pai, Roberto, sentado ao lado dela, desviando a atenção de seu celular e realmente prestando atenção. Esse gesto simples, mas poderoso, é o que pode mudar o curso da conversa. Quando Roberto utiliza a escuta ativa, ele não apenas ouve as palavras de Sofia, mas capta o sentimento por trás delas, estabelecendo um ambiente de confiança.

Escutar ativamente significa mostrar-se disponível e presente, não apenas para as palavras que são ditas, mas também para o que está subentendido. Ao fazer perguntas abertas e demonstrar compreensão, Roberto abre espaço para que Sofia se sinta segura para se expressar plenamente. "Sofia, você parece um pouco triste, o que aconteceu?". Tais interações formam a base de um relacionamento sólido e afetuoso, crucial para um desenvolvimento emocional saudável.

A validação dos sentimentos é outro componente-chave nessa dinâmica. Sempre que Sofia expôs suas inseguranças, como o receio de não conseguir acompanhar os amigos na escola, Roberto não deve minimizar suas preocupações. Em vez disso, deve reconhecer e afirmar: "É normal sentir-se assim às vezes. Você não está sozinha nessa". Esse reconhecimento encoraja Sofia a ser aberta sobre seus desafios, criando um ciclo de comunicação que é positivo e enriquecedor.

Da mesma forma, o uso de arte e brincadeiras como ferramentas de expressão pode facilitar a comunicação. Crianças frequentemente se sentem mais à vontade para se expressar por meio do desenho ou de outras formas lúdicas. Ao criar um espaço onde a imaginação flui livremente, pais e educadores podem incentivar uma comunicação mais autêntica e profunda. Por exemplo, ao pedir a Sofia que desenhe como se sente, Roberto não apenas a ajuda a articular seus sentimentos, mas também melhora sua autoestima.

Essa comunicação prática ressoa muito além do lar; ela se estende às interações sociais e educacionais. Ao capacitar crianças como Sofia a se expressarem, estamos preparando o terreno para que floresçam amizades, respeitem diferenças e criem vínculos significativos com os outros. O ambiente escolar, quando acolhedor e inclusivo, se transforma em um oásis de aprendizado, abrindo portas para interações sociais ricas e variadas.

Portanto, a comunicação transcende palavras; ela é um ato de amor e empatia que constrói a base de relações duradouras e enriquecedoras. Cada diálogo, a cada passo, formamos um laço mais forte, permitindo que as crianças se sintam abrangidas e aceitas. Este é o poder da comunicação: não apenas conectar, mas transformar vidas, guiando-as na jornada de autodescoberta e crescimento. Assim, seguimos com um olhar renovado sobre o mundo, em que cada palavra é um passo em direção à compreensão mútua e ao respeito.

Fortalecendo relações interpessoais

Nas interações cotidianas, as relações interpessoais assumem um papel crucial, especialmente para crianças que enfrentam os desafios observados nos transtornos do neurodesenvolvimento. As conexões que estabelecem com colegas, professores e outros membros da comunidade formam a base da sua estrutura social e emocional. Vamos nos aprofundar nesse universo.

O estabelecimento de laços de amizade saudáveis pode atuar como um verdadeiro remédio emocional. Pense em Ana, uma menina de oito anos com autismo. Durante o recreio, ela frequentemente sente-se isolada, observando de longe as interações vibrantes de seus colegas. No entanto, ao ser convidada para participar de um projeto de arte na escola, teve a oportunidade de se conectar com Clara, uma garota que mostrava interesse em entender sua perspectiva. Elas começaram a se encontrar regularmente para desenvolver trabalhos artísticos juntas, criando um vínculo que transcendeu a sala de aula e se transformou em solidariedade e apoio emocional.

Com o passar do tempo, esse tipo de interação não só propiciou o fortalecimento da autoestima de Ana, mas também ampliou sua capacidade de comunicação e expressão. Quando se sente aceita por seus pares, a criança é encorajada a manifestar suas emoções e pensamentos, contribuindo para uma autoestima saudável e uma visão positiva de si mesma. A amizade se torna um pilar seguro em meio ao tumulto das dificuldades.

Para promover tais interações, a intervenção dos pais e dos educadores é indispensável. Os pais podem fomentar o desenvolvimento social de seus filhos ao incentivá-los a participar de atividades extracurriculares que promovam o trabalho em grupo. No caso de Ana, sua mãe se juntou à comunidade escolar, organizou eventos e promoveu encontros lúdicos, assegurando que todas as crianças tivessem oportunidades de interação.

A sala de aula também deve ser um espaço acolhedor, em que as diferenças são reconhecidas e respeitadas. Professores treinados para agir de maneira inclusiva podem identificar crianças em situações semelhantes e promover dinâmicas que incentivem a empatia e a colaboração. Criar projetos em que os alunos se revezam nas funções, por exemplo, é uma forma excelente de construir conexões significativas, permitindo que todos os alunos se sintam apreciados e necessários.

Além disso, trabalhar na alfabetização emocional das crianças é crucial. Ensinar pequenos a reconhecerem e relatarem suas emoções, ajudando-os a entender como os outros se sentem, é uma parte integrada desse processo. Os professores podem implementar atividades que incentivem o reconhecimento dos sentimentos, seja por meio de jogos, literatura ou discussões abertas. Estimular esse diálogo cria um espaço seguro em que crianças como Ana podem começar a desenvolver seus vínculos sociais.

Por meio desse enredamento social deliberado, as crianças com transtornos do neurodesenvolvimento expandem não só sua rede de apoio, mas também prezam pela construção de suas identidades. Elas se tornam protagonistas de suas histórias, aprendendo a navegar as interações sociais com maior confiança e habilidade. O impacto positivo em suas vidas é inegável, mas o verdadeiro poder está na transformação que ocorre não apenas dentro delas, mas nas comunidades que as cercam. Quando as relações se fortalecem e a aceitação prevalece, todos ganham.

Em suma, reforçar relações interpessoais é um compromisso conjunto de escolas, famílias e comunidades. Quando todos se unem e reconhecem a singularidade de cada criança, contribuímos para a formação de laços saudáveis que desbloqueiam o potencial essencial que reside em cada um de nós. Assim, juntos, podemos cultivar um ambiente onde todos se sintam dignos de amor, aceitação e, principalmente, pertencimento.

A comunicação com educadores é uma das chaves essenciais para assegurar que a criança com transtornos do neurodesenvolvimento tenha o suporte necessário em seu ambiente escolar. É neste espaço que surge a oportunidade de unir esforços entre família e escola, criando um fluxo contínuo de informações que podem transformar a realidade da criança.

A primeira estratégia é ser claro e direto ao compartilhar informações sobre o filho. Pais como a Marta, que se sentem hesitantes ou intimidadas, muitas vezes acabam se prendendo a detalhes que podem parecer pequenos, mas que, para o educador, podem ser cruciais. A transparência em relação aos diagnósticos e às dificuldades enfrentadas — como a dificuldade de concentração de Miguel, por exemplo — deve ser apresentada de maneira enriquecedora e acessível, abrindo espaço para que o professor compreenda o contexto em que o aluno se encontra.

Um aspecto importante a ser considerado é o agendamento de reuniões regulares com os educadores, permitindo que a comunicação flua com constância. Durante essas reuniões, é vital que os pais expressem as vitórias, mesmo que sejam pequenas, e, paralelamente, abordem os desafios que o filho enfrenta. Isso não apenas informa o educador, mas também demonstra um compromisso ativo com o desenvolvimento da criança.

Outro ponto crucial é a construção de uma mentalidade colaborativa. Ao solicitar a opinião dos educadores sobre como a criança se comporta na escola, os pais incentivam um diálogo aberto. Eles podem perguntar: "O que você acha que funcionaria melhor para ajudar Miguel a se concentrar nas tarefas da sala de aula?". Essa abordagem tão inclusiva deixa claro que ambos estão alinhados com um único objetivo: o bem-estar e o desenvolvimento da criança.

A escuta ativa deve ser um elo entre pais e educadores. Quando a professora Ana escuta atenta os relatos de Marta sobre Miguel, ela não deve apenas ouvir, mas extrair as informações para implementar ajustes na rotina escolar. Nesse caso, poderiam ser introduzidas pequenas pausas durante atividades prolongadas, para que a criança possa se reorganizar, ajustando, assim, a dinâmica e permitindo que ele se concentre de maneira mais eficaz.

Os educadores, por sua vez, devem estar abertos a receber informações de retorno dos pais. Essa via de mão dupla é essencial, pois a colaboração deve ser baseada em empatia e respeito. Ao implementarem estratégias em sala de aula que foram discutidas com os pais, demonstram que estão investindo no sucesso, criando um laço de confiança que influencia diretamente no desempenho da criança.

É fundamental destacar a importância do apoio emocional por meio dessas comunicações. Não se trata apenas de tratar conteúdos acadêmicos, mas sim de criar um espaço onde as emoções e os sentimentos da criança são tidos em consideração. Professores que se tornam aliados nesse processo não apenas ampliam a aprendizagem prática, mas também contribuem para a formação de um bem-estar emocional capaz de culminar em um desempenho escolar mais positivo.

Com o tempo, o resultado dessa comunicação transparente e efetiva é uma integração que beneficia todos. Miguel, por exemplo, ao perceber que as suas dificuldades são compreendidas e acompanhadas, se sente mais seguro e pode gerar um desempenho melhor, seja academicamente ou no tocante às relações sociais. A relação entre pais e escola, portanto, deixa de ser uma responsabilidade isolada para se tornar uma rede de apoio, um sistema em que cada parte é uma peça fundamental da engrenagem que propõe um desenvolvimento harmonioso para a criança.

Dessa forma, ao final, a construção de relações saudáveis com os educadores vai além do simples ato de comunicação; é uma jornada conjunta em prol do fortalecimento emocional e do desenvolvimento integral da criança. Nesse contexto, cada palavra compartilhada se torna um investimento de amor e esperança.

Construir um ambiente de apoio e inclusão não é apenas uma responsabilidade passiva; é um ato intencional que se reflete nas praticidades do dia a dia. Para crianças com transtornos do neurodesenvolvimento, como TDAH, TEA e TOD, um suporte abrangente envolve não apenas o núcleo familiar, mas também uma comunidade disposta a abraçar suas particularidades e forças. Como podemos, então, forjar uma rede de suporte que se estenda além das paredes do lar?

Um excelente ponto de partida é conectar as famílias a grupos de apoio locais. Essas comunidades oferecem um espaço seguro onde experiências semelhantes são compartilhadas. Imagine Clara, mãe de uma criança com TEA, que ao participar de uma reunião de pais em um centro comunitário se depara com outras mães e pais, todos com histórias similares. Essas interações não apenas trazem consolo, mas também abrem portas a novas amizades e solidariedades que são vitais para o bem-estar emocional.

Além disso, integrar a criança em atividades grupais, como esportes ou artes, amplia suas opções de socialização. Quanto mais ela participa, mais se sente parte de algo maior, algo que, embora ainda um desafio, pode se transformar em uma aventura rica e gratificante. O pequeno Lucas, por exemplo, encontrou sua paixão pelo basquete em uma equipe da escola; lá, os laços formados com colegas não só melhoraram sua aceitação, mas também trouxeram um senso de pertencimento que se refletiu em sua autoestima.

A inclusão nas atividades da comunidade não se limita aos grupos de apoio e esportivos. Envolver-se em eventos sociais, como festivais de arte ou feiras de ciências, pode exibir o talento e a criatividade das crianças, mostrando à comunidade que suas diferenças não são um obstáculo, mas, sim, uma rica tapeçaria de habilidades e expressões. Cada apresentação ou conquista se transforma em uma pequena vitória — dá-me uma energia vibrante que ecoa por toda a família.

Nesse sentido, é fundamental que as escolas também desempenhem um papel ativo na criação de um ambiente inclusivo. Olhemos para o exemplo da Escola João de Barro, que iniciou um programa de "amigo da leitura", em que cada aluno do registro é emparelhado com um colega, criando vínculos que transcendiam as dificuldades. Esse programa foi um divisor de águas, permitindo que as crianças com dificuldades de aprendizagem fossem cercadas por um suporte genuíno, à medida que cada aluno aprendia a ser um amigo e a empatia se tornava uma prática comum no cotidiano escolar.

No entanto, a base para um ambiente positivo começa em casa. Os pais precisam modelar a aceitação na frente das crianças, interagindo com positividade e empatia. Como no caso de Vanessa, que dedicou tempo para conversar com seu filho sobre suas experiências e dificuldades, cultivando um espaço onde os sentimentos eram não apenas permitidos, mas também acolhidos e discutidos. Essa voz aberta e solidária é o primeiro passo para que a criança se sinta confortável em expressar suas preocupações, medos e vitórias, promovendo um ciclo de comunicação saudável.

Por fim, a criação de um espaço inclusivo e acolhedor, seja em casa, nas escolas ou na comunidade, reflete um reconhecimento profundo da singularidade de cada criança. É um processo contínuo e colaborativo, em que o foco é não apenas aceitar as diferenças, mas celebrá-las. Assim, juntos, e com cada ação de apoio e cada olhar de compreensão, estamos construindo um amanhã mais inclusivo, no qual cada criança, independentemente de suas dificuldades, pode brilhar e se sentir verdadeiramente aceita.

Assim, seguimos com o compromisso de criar não apenas ambientes físicos, mas também emocionais, em que cada criança possa se desenvolver em plenitude, amadurecendo com o afeto e o apoio que precisa.

Capítulo 5

Comunicação Eficaz entre Pais e Filhos

A Importância da Consciência e Conhecimento

Imagine um mundo onde a compreensão se torna a chave-mestra para o coração e a mente dos que amamos. Para os pais de crianças que vivem com transtornos do neurodesenvolvimento, esse entendimento é mais do que essencial; é uma porta aberta para a esperança e transformação. A jornada começa com a consciência — uma percepção clara das nuances que envolvem TDAH, TEA e TOD.

Ao mergulhar nesse universo, a história de Eduardo e sua filha Clara serve como farol. Nunca um nome tão suave e delicado esteve entrelaçado com tanto desafio. Eduardo lembrou-se do primeiro dia em que recebeu o diagnóstico da filha: um turbilhão de emoções. Medo, culpa e uma imensa vontade de entender. Ele se lembrou de ouvir o médico falar sobre TDAH, mas as palavras tremulavam em sua cabeça como notas perdidas em uma sinfonia. A falta de compreensão podia ter sido o segundo maior desafio após o diagnóstico.

Decidido a mudar esse cenário, Eduardo se lançava em livros, artigos e grupos de apoio. "Eu precisava saber", ele confessa, "não apenas pelos diagnósticos ou etiquetas, mas por Clara". E foi exatamente isso que o levou a explorar as profundezas dos desafios que sua filha enfrentava. O caminho até ali não foi fácil; seguiu passos trôpegos, questionamentos e dúvidas. As noites se prolongavam enquanto lia à luz da lâmpada, ávido por conhecimento e, mais importante, por compreensão.

O conhecimento transformou a dor em ação. Um pai informado não é apenas um defensor, mas um aliado. Nas pequenas vitórias, Eduardo começou a perceber que cada nova informação adquirida trazia consigo um senso renovado de propósito. Durante uma das reuniões da escola, enquanto compartilhava suas experiências e o que aprendera, ele os via acenar, envoltos numa escuta prática. É ali que um pai, armando-se com sabedoria e amor, se torna um dos pilares de apoio emocional que sua filha e centenas de crianças precisam.

As tentativas frequentes de Clara, que antes eram tomadas como "comportamento desafiador", começaram a ser vistas como intento. Havia um propósito nesse turbilhão — uma busca por conexão. Ao silenciar as vozes de dúvida dentro de si e ao escutar seu próprio coração, Eduardo pôde transformar frustração em empatia. A realização de que cada criança é um mundo repleto de potencial fez com que começasse a criar diálogos em casa, permitindo um espaço seguro onde Clara pudesse se expressar plenamente.

Portanto, educar-se sobre os transtornos não é um fardo, mas uma bênção disfarçada. Não apenas oferece conhecimento, mas incute uma nova perspectiva sobre os desafios cotidianos, ressignificando a narrativa que as crianças como Clara enfrentam. Essa jornada de descoberta, repleta de altos e baixos, é parte de um todo; é o alicerce para construir uma relação saudável e positiva. E, afinal, cada passo dado em direção à conscientização é um passo mais próximo da aceitação e compreensão.

Por isso, pais como Eduardo não estão sozinhos. Eles se unem a uma rede crescente de indivíduos decididos a transformar suas vidas, abraçando cada vitória e desilusão ao longo do caminho. Afinal, o poder do conhecimento é, em última análise, a luz que dissipa as sombras do desconhecido, criando um espaço fértil para o amor, a aceitação e o crescimento. O que realmente importa é que, juntos, pais e filhos desbravam um mundo em que o entendimento floresce, tornando-se a ponte que os leva de mãos dadas para um futuro repleto de esperanças e sonhos realizados.

Ferramentas e estratégias de intervenção são cruciais na jornada de pais que buscam oferecer apoio efetivo para seus filhos com transtornos do neurodesenvolvimento. Vivemos em tempos em que a informação e a prática se entrelaçam, proporcionando ainda mais recursos para essa nobre tarefa.

Uma das primeiras e mais importantes estratégias é a criação de uma rotina diária estruturada e consistente. Para muitas crianças, a previsibilidade se torna uma âncora emocional. Não dá para imaginar a diferença que isso fez na vida de Laura e seu filho Miguel, que tem TDAH. Antes, as manhãs eram marcadas por um turbilhão de atividades, em que Miguel frequentemente se sentia perdido entre os compromissos e as demandas. No entanto, quando Laura começou a organizar o dia a dia — desde acordar até a hora de se deitar — a transformação foi visível. Horários fixos para as refeições, os deveres de casa e o tempo de lazer trouxeram um ponto de apoio para Miguel, permitindo que ele se sentisse mais seguro e menos ansioso.

A comunicação positiva é outro pilar fundamental. Em vez de focar no que necessita ser ajustado ou corrigido, é vital reforçar os comportamentos positivos. Com isso, incentivamos os pequenos a se expressarem e a se autenticarem.

Um elogio sincero, como "Adorei o jeito que você organizou seus brinquedos", potencializa a autoestima, fazendo com que a criança se sinta valorizada e reconhecida por seus esforços.

Atividades lúdicas também desempenham um papel crucial no desenvolvimento emocional e social. Os jogos de tabuleiro, por exemplo, são mais do que diversão; eles são uma excelente ferramenta para ensinar paciência, trabalho em equipe e resolução de problemas. Quando o pequeno Rafael jogava com seu pai, descobriu habilidades sociais que, no ambiente escolar, pareciam distantes. Esses momentos de descontração ajudaram Rafael a se conectar com os colegas, facilitando novas amizades e situações em que ele se sentia validado e aceito.

Ademais, a inserção de atividades artísticas, como a pintura ou a música, pode funcionar como uma terapia alternativa transformadora. Imagine a Ana, que incorporou a prática da dança às suas tardes. O ato de mover-se ao som de suas músicas favoritas não só liberou tensões, mas também a ajudou a se expressar de uma forma que palavras nunca conseguiram. Esse espaço livre e criativo elevou a autoexpressão de Ana, permitindo que cada palpite na malha da dança fosse um reflexo de sua própria voz interior.

A meditação e o mindfulness podem ser introduzidos, mesmo em células familiares, como práticas que promovem a calma e o autocontrole. Respirar profundamente e se concentrar em sensações corporais se revelou um exercício que a família Almeida começou a realizar às noites, antes de dormir. Momentos de calmaria e reflexão, focando no que sentiram e aprenderam durante o dia, podem não apenas desembaraçar os sentimentos como criar um ciclo de conexão emocional sólido entre todos.

No entanto, é vital lembrar que as intervenções eficazes se constroem a partir da colaboração com profissionais de saúde e educação. Os psicólogos, terapeutas ocupacionais e educadores que conhecem o contexto e as particularidades de cada criança são aliados essenciais nessa jornada. Pais como a Helena, que estabeleceu uma parceria próxima com a escola de sua filha, frequentemente compartilham observações com os professores. "O que notamos em casa pode ajudar a identificar padrões que também se refletem na escola", dizia ela em uma das reuniões. Essa troca clara e constante possibilita implementar estratégias eficazes em todas as esferas da vida da criança.

Nesse contexto, a adesão a uma comunicação frequente entre pais e escola não pode ser subestimada. Trocar experiências, ajustar as rotinas e compartilhar pequenas vitórias são passos poderosos. Além disso, a participação em grupos de apoio, como reuniões com outros pais que compartilham as mesmas vivências, proporciona um espaço seguro para discussões, troca de dicas e encorajamento.

Feitas essas reflexões, é possível perceber que a jornada não é solitária. A força se revela na união de esforços e na diversidade das abordagens. À medida que seguimos adiante, com a empatia como guia, conseguimos alinhar cada uma dessas estratégias e ferramentas, permitindo que as crianças alcancem seu pleno potencial em um ambiente enriquecedor e verdadeiro. É um caminho que, embora desafiador, pode ser trilhado com amor, orientação e apoio mútuo.

A colaboração com profissionais de saúde e educação constitui uma ponte essencial na jornada de desenvolvimento de crianças com transtornos do neurodesenvolvimento. É uma parceria que, quando bem cuidada, pode proporcionar oportunidades ricas e significativas para os pequenos, criando um ambiente que favorece não só o aprendizado, mas também o crescimento emocional.

Pais como Ana se tornam fervorosos defensores da saúde de seus filhos. Após perceber que seu filho Lucas, diagnosticado com TDAH, estava lutando nas rotinas escolares, Ana decidiu buscar auxílio ao lado da equipe educativa. Em um encontro com a professora e uma psicóloga escolar, formou-se uma verdadeira equipe de apoio.

"Eu só quero que Lucas tenha as melhores oportunidades possíveis", expôs Ana, sua voz carregada de determinação enquanto contava sobre a desmotivação do filho na escola. A fervorosa troca de ideias entre os profissionais lançou luz em aspectos importantes. A psicóloga indicou técnicas de regulação emocional que poderiam ser integradas ao dia a dia escola-casa de Lucas, e a professora começou a implementar pequenos ajustes na sala de aula, como o uso de cartas visuais que ajudavam Lucas a cada tarefa.

Paulo, educador e especialista em inclusão, sempre defendeu a ideia de que o aprendizado vai muito além das páginas dos livros. "Quando se trata de crianças como Lucas, a flexibilidade é o nome do jogo," disse ele em uma reunião. Ele introduziu novas dinâmicas de grupo que incentivavam a cooperação, criando núcleos de aprendizado colaborativo. "Víamos como ele brilhava ao trabalhar com os colegas!".

Entre essas trocas, os pais também têm um papel ativo ao compartilhar o que funciona ou não com as crianças em casa. Essa visão única torna-se extremamente valiosa, informando os educadores sobre o que, nos ambientes familiares, provoca emoções intensas ou o que contribui para a ansiedade. Pautados em trocas constantes, professores e pais podem adaptar suas abordagens.

É essencial que pais se sintam confortáveis ao expressar seus desafios e sucessos em interações com profissionais. O uso de uma linguagem clara e aberta ajuda a criar um ambiente receptivo, em que cada parte se sente segura para contribuir. Um simples "Na última semana, Lucas teve um dia difícil na escola; seria útil um momento de pausa durante as tarefas, vocês acham?" pode iniciar um diálogo significativo sobre ajustes que seriam benéficos no ambiente escolar.

Notavelmente, a criação de um plano de desenvolvimento interdisciplinar é uma arma poderosa que pode ajudar a kernel, não apenas os educadores, mas também os terapeutas e profissionais de saúde mental a trabalharem juntas em prol do bem-estar global da criança. Quando cada um alinha seus conhecimentos e métodos, começa a nascer uma abordagem holística, respeitando o ritmo e as necessidades individuais de cada criança.

Além disso, momentos de feedback estruturados entre todos os parceiros são vitais para avaliar o progresso e fazer as mudanças necessárias. Ficar atento às reações das crianças e dos pais, abrir espaços para discussões sobre novos desenvolvimentos e adaptar as intervenções ao longo do tempo são estratégias que permitem à equipe navegar junta por essa jornada desafiadora.

Assim, a colaboração entre pais, educadores e profissionais de saúde é um sistema em constante movimento, em que a empatia e a compreensão são os princípios norteadores. Nessa rede de suporte, a comunicação se transforma em uma ponte que liga não apenas as mentes, mas corações. E, dessa forma, trabalham juntos, iluminando a estrada cheia de desafios, em direção a um futuro de crescimento e desenvolvimento significativos.

Criar um ambiente familiar acolhedor e seguro para crianças com transtornos do neurodesenvolvimento é uma missão repleta de nuances e oportunidades para o crescimento emocional e social. É fundamental que essa construção se baseie na aceitação, respeito e solidariedade, criando uma atmosfera em que o amor transborda e cada criança, independentemente de seus desafios, possa florescer.

Consideremos a história de Patrícia e seu filho, Leo. Desde o diagnóstico de TDAH, Patrícia percebeu que o dia a dia deles precisava de uma reformulação significativa. A casa, que antes era apenas um espaço físico, tornou-se um santuário de apoio. Leo, com sua energia abundante, precisou de estruturas que favorecessem sua concentração e bem-estar. Como resultado, Patrícia decidiu criar um ritual matinal: ao acordar, Leo e ela dedicavam dez minutos para praticar a respiração profunda juntos, um momento que acalmava a mente do menino e preparava seu coração para o dia que se iniciava. A tranquilidade que surgia dessas práticas estabelecia o tom do que estava por vir.

As atividades familiares também passaram a incluir momentos de reconexão e diversão. As noites de jogos de tabuleiro eram aguardadas com expectativa; elas não eram apenas momentos de lazer, mas oportunidades valiosas para a construção de habilidades sociais. Leo, anteriormente tímido ao se expor em grupo, começou a brilhar ao interagir com sua mãe durante o jogo. O ambiente acolhedor em que o foco era o prazer e a diversão fez desaparecer a pressão de acertar ou errar. Assim, ele foi se sentindo cada vez mais à vontade para se expressar.

Em paralelo, o diálogo se tornou uma forma poderosa e fluída de comunicação dentro de casa. Em vez de elogiar apenas as grandes conquistas de Leo, Patrícia começou a notar e celebrar os pequenos passos. "Wooow, Leo, eu vi como você foi paciente ao esperar a sua vez!" — essas pequenas verbalizações tornavam-se um combustível para a autoestima e a valorização do esforço. Isso criou um ciclo de positividade que transbordava das interações diárias, levando Leo a desenvolver uma visão mais construtiva de si mesmo.

Além disso, reconhecer e respeitar os limites de Leo foi uma transformação importante. Se um dia ele se sentisse sobrecarregado e pedisse para ir para o seu quarto, suas necessidades eram prontamente válidas. Não se tratava de abandonar as atividades, mas de permitir que Leo se retirasse momentaneamente para recalibrar suas emoções. Quando ele se sentia seguro em seu espaço, Patrícia sabia que estava contribuindo para um desenvolvimento emocional saudável; nesse ambiente, a criança era a protagonista, validada em suas emoções, e precisava explorar o mundo em seu próprio ritmo.

Essa mesma prática de acolhimento estendeu-se ao convívio com irmãos. André, irmão mais velho de Leo, aprendeu a compartilhar não apenas brinquedos e espaço, mas também suas experiências. E assim, os dois se tornaram grandes aliados. Durante o jantar, Patrícia incentivava a partilha de histórias, sempre com um olhar sobre como se sentiam em relação aos eventos do dia. "André, como você se sentiu quando foi para a festa sem o Leo?", perguntas abertas se traduziram em diálogos significativos e úteis, desenvolvendo empatia de ambos os lados.

A comunidade também desempenhou um papel vital nesse ambiente acolhedor. Patrícia sempre foi baseada no suporte das famílias envolvidas nas atividades da escola e procurou criar laços com outros pais em busca das mesmas respostas. Ao compartilhar experiências e organizar grupos de apoio, cada encontro significava um propósito maior: não estava apenas ajudando Leo, mas construindo uma rede solidária de aceitação mútua que fortalecia o acolhimento.

Por fim, essa abordagem do dia a dia estabeleceu um ciclo de apoio que transcendia as paredes do lar. Cada pequeno ritual, cada diálogo de encorajamento e cada momento de fragilidade transformaram o lar de Patrícia em um espaço fértil de amor e aceitação. O mantra de que "a família é onde a vida começa e o amor nunca termina" tornou-se uma realidade palpável, mostrando que com amor, compreensão e uma dose generosa de paciência, é possível inscrever histórias de superação e vínculos duradouros. É essencial, sempre, construir uma vida familiar que abrace plenamente cada nuance do ser, celebrando singularidades e construindo um futuro mais promissor para crianças como Leo.

Capítulo 6

Impacto da Aceitação na Vida das Crianças

A Importância da Comunicação na Relação Familiar

A comunicação é, sem dúvida, o alicerce sobre o qual se constrói qualquer relacionamento. Para pais de crianças que enfrentam desafios decorrentes de transtornos do neurodesenvolvimento, essa comunicação assume uma importância ainda mais vital. Ela não se resume a um mero intercâmbio de palavras, mas se torna a linha que une corações, a ponte que liga mentes e a ferramenta que transforma a compreensão em empatia.

Tomemos o exemplo de Maria, uma mãe determinada a entender seu filho, Vinícius, que foi diagnosticado com TDAH. Em suas primeiras tentativas de comunicação, Maria se deparou com um muro invisível; as palavras que saíam de sua boca muitas vezes pareciam não alcançar os ouvidos do filho. Os primeiros passos foram difíceis e, em algumas ocasiões, frustrantes. "Por que você não me escuta?" era uma pergunta que se repetia, rodeada pelo eco do silêncio.

Foi numa noite em que a lua brilhava intensamente, refletindo seu desejo sincero de conexão, que Maria decidiu mudar a abordagem. Em vez de falar, ela começou a ouvir. A escuta ativa se tornou o novo mantra em casa. A cada pergunta que fazia, arriscava-se a silenciar seu próprio desejo por respostas imediatas. Ela se lembrou das palavras de um livro que havia lido: "A verdadeira comunicação começa na escuta".

O resultado foi gradual, mas profundamente transformador. Vinícius começou a abrir-se, não apenas sobre suas frustrações diárias, mas também sobre seus medos e sonhos. "Mãe, eu sinto que nunca consigo fazer as coisas certas", desabafou uma manhã. E, nesse simples momento, uma fissura na percepção que separava mãe e filho começou a se fechar. O que antes era um diálogo de incompreensão se tornava uma conversa real, em que ambos se tornavam protagonistas de sua jornada.

É claro que desafiar os obstáculos comuns da comunicação não é fácil. As pressões do cotidiano, as expectativas e a ansiedade por resultados podem criar ruídos que interferem na clareza da mensagem. Mas, ao persistirmos na prática da escuta ativa, abrimos um canal de diálogo que traspõe barreiras. Maria, por exemplo, passou a estabelecer momentos dedicados para ouvir seu filho, criando um ritual em que falavam sobre as pequenas alegrias do dia, sobre os desafios enfrentados e, principalmente, sobre o que sentiam.

A escuta ativa não é apenas ouvir o que o outro diz. É perceber a linguagem corporal, o tom da voz e até mesmo a ausência de palavras. É muito mais do que a comunicação verbal; é um espaço seguro em que cada um pode ser quem realmente é. Ao estabelecer essa prática, a conexão entre Maria e Vinícius floresceu. O que antes era uma comunicação carregada de silêncios e mal-entendidos se transformou em um diálogo fluido, repleto de apoio e amor.

No entanto, a jornada de aprendizagem não é exclusiva dos pais. Como as crianças se desenvolvem, a comunicação também evolui junto a elas. Vinícius, ao aprender a expressar suas emoções e pensamentos, se tornou mais capaz de compreender as intenções de sua mãe. Isso ilustra o quanto a comunicação eficaz é uma via de mão dupla em que ambos os mundos se encontram, se respeitam e se acolhem.

Encorajar o diálogo aberto em casa assegura que os filhos se sintam ouvidos e compreendidos. Isso estabelece um padrão de confiança que transcende não apenas o relacionamento familiar, mas também se estende para as interações fora de casa. Quando se sentem seguros para expressar seus sentimentos e pensamentos, as crianças desenvolvem habilidades sociais que lhes servirão por toda a vida.

Este capítulo irá aprofundar-se em estratégias que pais podem usar para aprimorar sua comunicação com os filhos, garantindo que cada conversa seja não apenas uma troca de palavras, mas uma oportunidade de conexão genuína e duradoura. Aqui, veremos que, quando a comunicação é feita de coração, as palavras se tornam sementes de compreensão que podem germinar em relacionamentos saudáveis e positivos.

Estratégias Práticas para Melhorar a Comunicação

Comunicar-se eficazmente é um desafio, especialmente quando a relação envolve crianças com transtornos do neurodesenvolvimento. Portanto, ao fazermos um esforço consciente para aprimorar nossas interações, podemos cultivar um espaço mais saudável e harmonioso. Uma boa comunicação não apenas esclarece intenções, mas fortalece os laços emocionais familiares.

Um dos aspectos mais valiosos da comunicação é adotar uma linguagem positiva. Imagine que você está acompanhando seu filho durante uma tarefa de casa. Em vez de dizer: "Você precisa se concentrar mais", pode transformar a abordagem ao falar: "Estou tão orgulhoso de ver você se esforçando! O que você acha de tentarmos essa parte juntos?". Essa mudança sutil no tom reforça o incentivo enquanto reconhece o esforço já feito, criando um ambiente mais produtivo e motivador.

Diálogos criativos também são uma excelente ferramenta para expressar emoções. Criar momentos de interação lúdica, como imaginar juntos personagens de um filme, pode abrir portas para conversas significativas. Um dia, ao assistir a um desenho animado, Renata fez uma pergunta a sua filha: "Se você pudesse ser qualquer personagem, quem você escolheria e por quê?". O envolvimento inesperado levou a uma troca rica sobre sonhos e sentimentos, permitindo que os dois se aproximassem emocionalmente de uma maneira naturalmente divertida.

Quando medimos palavras e sentimentos com cautela, aprimoramos a comunicação não verbal, que frequentemente diz mais do que palavras são capazes de expressar. A forma como olhamos, nossa postura e até o nosso tom de voz transmitem mensagens poderosas. Um simples toque no braço durante uma conversa pode falar mais alto que um discurso inteiro, mostrando apoio e compreensão sem a necessidade de verbalizar. Vale destacar a experiência de Camila, que sempre incentivou seu filho Léo a compartilhar suas angústias enquanto ela se ajoelhava ao seu lado, mantendo um olhar firme e acolhedor. Essa presença física demonstrava a importância do que Léo sentia, tornando-o mais à vontade para se abrir.

Realizar momentos de escuta ativa é indispensável; ao fazer isso, não apenas ouvimos, mas nos conectamos. Os pais podem e devem criar um ambiente no qual a criança se sinta à vontade para compartilhar. Iara, por exemplo, inventou um ritual no qual, ao final de cada dia, se sentava com seu filho, na espreguiçadeira do quintal, para uma "roda de sentimentos". Esse momento tornou-se sagrado, em que cada um compartilhava uma coisa boa e uma coisa desafiadora do dia. "Às vezes, você só precisa de alguém que esteja ali, disposto a ouvir", dizia Iara com satisfação ao se lembrar do brilho nos olhos do filho, agora mais confiante para compartilhar.

Por último, é crucial lembrar que as crianças estão constantemente observando os adultos ao seu redor e modelando seu comportamento. A comunicação não se restringe a palavras, mas exclui também o exemplo que damos nas situações cotidianas. Pais que demonstram vulnerabilidade, reconhecendo dificuldades e celebrando superações, criam um modelo que inspira os filhos a emular. A história de Roberto ilustra isso de forma clara. A cada erro que cometia na cozinha, ele se voltava para seu filho e dizia: "Parece que não deu certo dessa vez. Vamos tentar de novo juntos?" Essa atitude mostrava que errar era apenas parte do processo de aprendizado; uma frase que ressoaria na mente do pequeno Miguel ao crescer.

A habilidade de se comunicar efetivamente, então, se reflete nos pequenos gestos, nas intenções sinceras e no olhar entre pais e filhos. É uma dádiva que requer prática e dedicação, mas que, quando cultivada, floresce em laços indescritíveis. É necessário tempo e paciência, e cada pequeno passo em direção à comunicação mais eficaz é um investimento no futuro emocional da relação familiar. Assim, cada palavra, cada gesto e cada diálogo se tornam tijolos na construção de uma estrutura familiar sólida e amorosa.

O impacto das tecnologias na comunicação familiar é um tema que merece uma atenção especial, especialmente em tempos em que tudo está interligado por um clique de distância. As tecnologias, como smartphones e redes sociais, têm suas vantagens e desvantagens, e o equilíbrio entre seus usos pode fazer toda a diferença.

Nos dias de hoje, a hiperconectividade frequentemente leva a uma comunicação superficial. É comum ver famílias reunidas, mas cada membro preso a seu dispositivo, perdendo lentamente a conexão que realmente importa. Imagine a cena: à mesa de jantar, sem que ninguém perceba o tempo passar, conversas transformam-se em trocas rápidas de mensagens, emojis e curtidas. Essa dinâmica pode criar um ambiente de comprometimento emocional reduzido, em que o diálogo profundo e sincero dá lugar ao efêmero.

Entretanto, quando usadas de maneira intencional, as tecnologias podem também ser aliadas valiosas na comunicação familiar. Existem diversos aplicativos que ajudam no gerenciamento de rotinas e comportamentos, permitindo que pais e filhos se conectem de forma mais eficaz. Ferramentas como calendários compartilhados podem auxiliar na organização dos compromissos de todos, assegurando que ninguém se sinta deixado de lado. Essa prática simples pode garantir que as crianças sintam o apoio e a presença dos pais, mesmo em dias repletos de correria.

Por exemplo, a história de Lúcia e seu filho, Rafael, é inspiradora. Após perceber que as frequentes distrações geradas pela tecnologia estavam prejudicando as interações, Lúcia sentou-se com Rafael para criar um "contrato digital". Esse documento informal estabelecia horários em que os dispositivos seriam guardados e momentos reservados exclusivamente para a interação familiar. As noites de jogos ficaram repletas de risos e discussões sobre a jornada do dia, reavivando vínculos que pareciam deteriorar-se nas distrações do mundo virtual.

Além disso, promover momentos regulares de desconexão e foco é essencial para restabelecer a comunicação genuína. Isso poderia significar um domingo dedicado a atividades ao ar livre, sem nenhuma tecnologia envolvida. A experiência de Carolina e seus filhos, que decidiram passar um dia por mês explorando trilhas nas montanhas, promoveu não só o diálogo, mas também uma renovação da conexão familiar. Ali, longe de telas e distrações, as conversas fluíam e os laços se fortaleciam. Cada passo levado era um passo dado juntos na jornada da vida, simbolizando a importância de estarem presentes um para o outro.

Assim, o uso consciente da tecnologia se transforma em uma ferramenta poderosa na comunicação familiar, capaz de unir e facilitar diálogos profundos se bem administrada. Para uma família próspera, encontrar o equilíbrio entre conectar-se com o mundo e se conectar entre si é fundamental. Quando a comunicação se torna um fio condutor em meio à modernidade, ela possibilita que cada membro da família não apenas escute, mas realmente ouça, criando um ambiente em que o amor e a compreensão prosperam. A verdadeira tarefa, portanto, é integrar tecnologia e humanidade na trajetória cotidiana, assegurando que as relações floresçam em meio aos desafios modernos, um diálogo de cada vez.

Construir um espaço de segurança para diálogos abertos dentro de uma família é uma tarefa que transcende a simples comunicação. Trata-se de criar um ambiente acolhedor em que cada membro se sinta livre e motivado a compartilhar suas emoções mais profundas, preocupações e alegrias. Famílias que praticam a abertura no diálogo tendem a desenvolver relações mais saudáveis e conectadas, especialmente em situações em que há desafios decorrentes de transtornos do neurodesenvolvimento.

A jornada de Flávia e seu filho Miguel oferece um exemplo poderoso desse ambiente. Desde o diagnóstico de Miguel, Flávia sabia que precisava estabelecer um espaço onde seu filho pudesse se expressar sem medo de julgamentos. "Decidi que nós iríamos falar sobre tudo, mesmo as coisas difíceis", relembra ela. A primeira mudança que fez foi direcionar um momento especial do dia, todas as noites antes de dormir, em que podiam conversar sobre o dia. Como era um momento calmo, longe das distrações cotidianas, Miguel começou a se abrir mais. "Mãe, eu fiquei preocupado porque meu amigo não queria brincar comigo hoje na escola", ele confessou certo dia. Para Flávia, essas partilhas se tornavam preciosas; cada diálogo, uma oportunidade de entender e apoiar seu filho.

Incluir exercícios regulares de comunicação dentro da rotina familiar pode fortalecer esses laços. Flávia começou a introduzir uma "roda de emoções". Nas reuniões de finais de semana, cada membro da família tinha a chance de compartilhar uma emoção vivida durante a semana e discutir como lidaram com isso. A prática não apenas favoreceu o diálogo, mas também promoveu empatia. O olhar de Miguel quando percebeu que sua mãe também tinha dias difíceis foi um divisor de águas. Eles começaram a compreender que não estavam sozinhos em suas lutas, criando uma solidariedade silenciosa.

Esse ambiente de diálogo deve ser nutrido como uma planta delicada. Promoções simples, como a prática de ouvir com atenção, tornam-se ferramentas essenciais. Por exemplo, quando Miguel expressava sua frustração em relação à escola, Flávia não o interrompia. Em vez disso, ela se concentrava em ouvir ativamente, utilizando a empatia como guia. "Eu vejo que isso te deixa triste, Miguel. Você gostaria de me contar mais sobre isso?", era seu jeito de encorajar a comunicação sem pressões, criando um espaço seguro para que seu filho se sentisse à vontade.

Redefinir o conflito como diálogo é um passo crucial para criar essa cultura de segurança. Desavenças podem emergir de maneira natural em qualquer relação, e em famílias isso não é diferente. Ao invés de ver um desentendimento como um obstáculo, Flávia optou por abordá-las como oportunidades de aprendizado. Em uma ocasião, Miguel ficou bravo com a irmã por querer pegar seu brinquedo. Quando a situação saiu do controle, Flávia facilitou uma conversa medindo as emoções de todos os envolvidos. "Por que você se sentiu assim, Miguel, e como sua irmã também se sente?" Com isso, ela guiou-os a compreender os sentimentos um do outro, transformando o conflito em uma rica discussão sobre empatia.

À medida que a prática do diálogo aberto foi se consolidando na rotina familiar, Flávia percebeu uma evolução na dinâmica entre os irmãos. Miguel não apenas se sentia mais seguro para se expressar, mas sua irmã também começou a compartilhar suas emoções com mais facilidade. A conexão entre eles se fortaleceu e, gradualmente, pequenos momentos de vulnerabilidade tornaram-se preciosos alicerces no desenvolvimento das relações.

Seja por meio de rodas de conversa, escuta ativa ou redefinições de conflitos, a construção de um espaço seguro é um suporte vital para o crescimento emocional de crianças que enfrentam desafios. Cada dia é uma nova oportunidade de cultivar essa comunicação genuína, em que as vozes são ouvidas e os sentimentos respeitados. É nesse espaço que o amor, a compreensão e o apoio compreensivo podem florescer, permitindo que todos os membros da família se sintam valorizados e aceitos, verdadeiramente livres para serem quem são.

Capítulo 7

O Papel das Emoções na Experiência Familiar

O Valor da Escuta Ativa na Dinâmica Familiar

Quando falamos sobre comunicação, especialmente em ambientes familiares onde há tanto amor, mas também desafios, o conceito de escuta ativa se destaca como um farol. É mais do que simplesmente ouvir as palavras que são ditas; envolve a arte de se conectar, compreender e validar as experiências uns dos outros. O que transforma uma conversa em uma verdadeira conexão?

Certa vez, Ana, uma mãe carinhosa, se viu diante de uma situação delicada com seu filho, Lucas. Diagnosticado com TDAH, Lucas frequentemente se sentia incompreendido, suas palavras emaranhadas em frustrações não ditas. Numa tarde chuvosa, sorrindo para o céu e olhando nos olhos de Lucas, Ana decidiu adotar a escuta ativa como uma prática diária. "Diga-me, meu amor, como foi seu dia?", ela perguntou, sem pressa, dando espaço à expressão sincera dos sentimentos dele.

Ao começo, a expectativa de Lucas era de uma repri-menda ou de um conselho, mas ao invés disso, encontrou uma mãe disposta a ouvir sem interromper. A mágica aconteceu quando, pouco a pouco, as palavras de Lucas começaram a fluir. Ele falou sobre as dificuldades na escola e, para sua surpresa, também comentou sobre coisas pequenas, como o quanto gostava dos pássaros que passavam por sua janela. O poder da escuta ativa transformou uma simples pergunta em um momento de partilha e confiança profunda.

A diferença entre ouvir e escutar é crucial. Ouvir pode ser apenas uma barreira entre palavras, enquanto escutar é um ato de amor profundo que exige atenção plena. É observar não apenas as palavras, mas também o tom, as expressões faciais e a linguagem corporal. Cada aspecto oferece camadas de significado que ajudam a construir pontes entre os corações. Ana, ao escutar Lucas, não só compreendeu as palavras, mas vivenciou o que ele sentia, extraindo esse poder da conexão emocional que a escuta ativa proporciona.

A escuta ativa, portanto, não é uma prática ocasional, mas uma jornada contínua. Contudo, nem sempre é fácil. Às vezes, como pais, nos vemos inundados pelas pressões do cotidiano, entra em cena a urgência das responsabilidades, e podemos acabar perdendo a essência dessa interação. Porém, cada pequeno esforço vale a pena. Criar momentos de pausa no dia a dia, como durante o jantar, para simplesmente perguntar e ouvir pode profundamente impactar o relacionamento.

A história de Ana e Lucas não é única; representa muitas famílias que, às vezes, sentem que a comunicação se transforma em uma batalha de vozes em vez de um encontro sincero. No entanto, ao passo que cada um faz um esforço para escutar genuinamente, o que antes era barreira começa a se desfazer. O amor se alimenta não apenas por palavras, mas pela validade e pelo espaço que criamos para que as vozes dos nossos filhos ecoem.

Por isso, neste capítulo, convido você a refletir sobre como a escuta ativa pode ser aplicada no seu dia a dia. Mais do que uma técnica, é um comprometimento emocional que promete transformar as interações, criando um lar onde cada voz é não apenas ouvida, mas de fato escutada e respeitada. A escuta ativa é uma ponte — sempre pronta para cruzar, conectando indivíduos em sua relação mais íntima e poderosa: a da família.

A escuta ativa se revela um verdadeiro tesouro nas relações familiares, e, quando bem aplicada, pode transformar a dinâmica entre pais e filhos. Ao introduzir práticas que favoreçem essa escuta, não estamos apenas fornecendo ferramentas para uma comunicação mais efetiva, mas cultivando um ambiente onde o respeito e a compreensão florescem.

Para começar, uma abordagem eficaz é a criação de momentos dedicados para conversas sinceras. Por exemplo, designar um tempo específico na rotina familiar, como as noites de quinta-feira, para que todos se reúnam e compartilhem seus pensamentos e sentimentos do dia. Um simples "Como você se sentiu hoje?" pode ser a porta de entrada para diálogos profundos. O ritual pode incluir um objeto, um "pote de emoções", em que cada membro pode escolher escrever sobre como se sentiu, passando-o em seguida para o próximo. Essa prática não só fomenta a escuta, mas também aprimora a habilidade de expressar emoções de forma segura.

Além disso, exercícios de escuta ativa podem ser uma ferramenta valiosa. Pais e filhos podem praticar um diário de escuta, em que um dia por semana se dedicam a escutar um ao outro — sem interrupções. O foco deve ser em entender a perspectiva do outro. No final, cada um pode resumir o que ouviu para garantir que a mensagem foi compreendida. Para Luiza e seu filho Felipe, a experiência foi transformadora. Num belo dia ensolarado, decidiram se sentar no quintal com suas canetas e papéis. Felipe disse, sua voz tremulando, que não gostava de como seus amigos sempre se metiam onde não eram chamados. Luiza, ao escutar atentamente e sem pressa de responder, permitiu que seu filho se sentisse ouvido e amado. Esse pequeno ritual rapidamente se tornou parte da rotina deles, criando um forte laço de compreensão.

Outra prática poderosa envolve o uso de jogos e dinâmicas familiares. Jogos como "O que você faria se...?" incitam conversas sobre emoções em diferentes cenários, permitindo que cada um expresse sua perspectiva em um ambiente descontraído. Ao ver o irmão mais novo enfrentando um dilema no jogo, Pedro poderia refletir sobre a situação, rindo ao mesmo tempo em que se preparavam para um diálogo real sobre dificuldades da vida real. Essa interatividade não só facilita a compreensão, mas permite uma conexão mais profunda entre todos.

Criar um ambiente propício para discussão é igualmente crucial. Um espaço cheio de livros, arte ou mesmo um canto de conversa no jardim podem dar o tom certo. Um ambiente acolhedor, onde as distrações são mínimas e as emoções são bem-vindas, propicia que os pequenos se abram e usem a escuta ativa para conversar.

Todas essas práticas não apenas aprimoram a comunicação em casa, mas também ajudam a desenvolver habilidades essenciais para a vida. Ao tornar a escuta ativa uma parte integrante da rotina diária, os pais não estão apenas impulsionando uma comunicação mais eficiente, mas também estão preparando os filhos para que, um dia, sejam adultos cuidadosos, empáticos e habilidosos nas suas relações. É um ciclo que se completa com cada ato de compreensão, levando a um lar mais harmonioso e a relações repletas de amor.

Quando a escuta ativa se torna parte da vida familiar, os ecos desse amor e dessa empatia reverberam muito além das portas de casa, criando uma dinâmica emocional que perpetua experiências de conexão por toda a vida. Essa é a beleza e o poder da escuta ativa: um ato simples, mas com resultados profundos e duradouros.

O verdadeiro desafio que se apresenta quando se busca a escuta ativa na relação com crianças que têm transtornos do neurodesenvolvimento está frequentemente relacionado às barreiras que esses pequenos enfrentam. É um processo que exige paciência, empatia e, acima de tudo, a compreensão de que cada interação pode representar uma oportunidade única de conexão emocional.

Imagine a história de Júlia e seu filho, Tomás, que foi diagnosticado com TEA. Diante das dificuldades de comunicação, Júlia sentia-se muitas vezes frustrada e impotente, questionando se seria capaz de se conectar verdadeiramente com seu filho. Compreendendo a importância da escuta ativa, ela decidiu que, ao invés de impor perguntas que desenvolveriam barreiras, se dedicaria a conversar por meio de artes e brinquedos, criando um espaço no qual a expressão pudesse fluir naturalmente.

Em uma tarde ensolarada, usando tinta e papel, Júlia perguntou: "Tomás, o que esses desenhos dizem sobre você?". Para sua surpresa, ao invés de uma resposta verbal direta, Tomás começou a colorir figuras que representavam suas emoções em forma de formas e cores. Assim, por meio da arte, Júlia conseguiu acessar um mundo que antes parecia inacessível. Não eram apenas figuras de um desenho, mas janelas abertas para o universo emocional de seu filho. Nesse espaço, a escuta ativa se transformou em uma prática interpretativa em que cada cor e cada traço contavam a história não dita de Tomás.

Os desafios da escuta ativa, porém, não se limitam à dificuldade de comunicação. É comum que pais se sintam sobrecarregados pelas expectativas sociais e pessoais, e isso pode afetar a forma como interagem com seus filhos. A pressão para obter resultados rápidos pode gerar uma ansiedade que interfere no diálogo sincero e próximo. Assim, o ritmo da vida moderna torna-se um adversário à escuta ativa. Como pais, é imperativo que não apenas o corpo, mas também a mente esteja presente e acolhedora nas interações com os filhos.

É ali, na pequena rotina do cotidiano, que a escuta ativa pode ser marcante. Criar momentos em família em que todos possam compartilhar suas preocupações e pequenos sucessos pode ser extremamente benéfico. Seja por meio de uma conversa durante o jantar ou um passeio tranquilo pelo parque, esses espaços criam uma atmosfera propícia para que as crianças, mesmo enfrentando barreiras, sintam-se seguras para se expressar.

Frequentemente escutamos a frase: "A prática leva à perfeição". Isso se aplica ao conceito de escuta ativa. É um aprendizado constante. João, por exemplo, após meses de tentativas frustradas, decidiu acompanhar seu filho Lucas em momentos pequenos, como na escolha do que assistir na televisão. Ele percebeu que, ao escolher programas de que Lucas gostava, conseguia explorar conversas laterais, como: "Por que você gostou desse personagem?". Essa abordagem sutil permitiu que Lucas falasse mais sobre suas preferências e o que sentia ao assistir aos desenhos. O diálogo já não era mais um campo de batalha, mas um espaço sem pressão, fluido e acolhedor.

Portanto, é a prática da escuta ativa que, ao longo do tempo, transforma limitações em pontes. Esse processo pode ser desafiador, mas a persistência resulta em conexões duradouras, tornando-se um alicerce no fortalecimento da autoestima e na construção de relacionamentos seguros. Cada conversa, cada esforço para entender e validar sentimentos é um passo na jornada emocional de pais e filhos. Criar um espaço em que a escuta não apenas é praticada, mas vivida, pode promover mudanças profundas e significativas. É um compromisso longo, mas que culmina em um investimento no presente e no futuro emocional dos filhos.

A escuta ativa não apenas oferece uma melhoria imediata nas interações diárias, mas seu impacto se estende para além do presente, moldando a autoestima e a autoconfiança das crianças ao longo do tempo. Quando os pais se dedicam a ouvir seus filhos com atenção e empatia, eles criam um ambiente seguro em que as emoções podem fluir livremente. É nesse espaço que as crianças aprendem a valorizar suas vozes.

Vamos considerar o exemplo de Pedro e sua filha, Clara, que frequentemente sentia insegurança em suas habilidades na escola. Pedro, consciente da importância da escuta ativa, começou a reservar um tempo após o jantar, sempre livre de distrações. Em uma de nossas conversas, Clara expressou: "Papai, eu não sou bom em matemática". Nesse momento, ao invés de oferecer conselhos ou tentar corrigir percepções, Pedro apenas a escutou. Ele a incentivou a compartilhar mais, e ao fazer isso, Clara começou a verbalizar suas frustrações e seus medos. "Eu fico nervosa na hora da prova, e aí tudo parece mais difícil".

Foi numa noite, enquanto as luzes do jantar iluminavam o espaço com um brilho suave, que Pedro decidiu reforçar a autoestima da filha. "Clara, você se esforça tanto e isso é o que realmente importa. Como você se sentiu sobre sua prova de matemática?" Ao ouvir isso, Clara poderia perceber que suas emoções eram válidas, e que ter dificuldade não a tornava menos capaz. Esse tipo de diálogo profundo ajuda a construir uma base sólida de autoestima.

Conforme as interações entre eles evoluíam, Pedro, percebendo a transformação em sua filha, começou a notar também mudanças em sua própria abordagem como pai. Com cada conversa sincera, a confiança de Clara crescia, refletindo em seu desempenho escolar. Ela se tornou mais disposta a participar de aulas, compartilhar suas dúvidas e até mesmo pedir ajuda aos professores.

Além disso, o conceito de escuta ativa precisa ser reaplicado nos variados contextos em que as crianças estão inseridas. A interação com amigos e colegas, por exemplo, se beneficia imensamente de um modelo no qual a escuta é valorizada. Quando os filhos veem que seus pais praticam essa habilidade em casa, são mais propensos a replicá-la em suas próprias relações, criando um ciclo virtuoso de comunicação e empatia.

Estudos mostram que crianças com elevada autoestima tendem a formar relacionamentos mais saudáveis e a desenvolver habilidades sociais robustas. A escuta ativa, portanto, não é meramente uma técnica de comunicação; é um investimento direto no futuro emocional de cada criança. A prática contínua ajuda a consolidar um espírito resiliente, em que os filhos se sentem seguros para explorar o mundo que os cerca.

Quando Pedro se deparou com um momento desafiador na vida de Clara, que envolvia o afastamento de uma amiga próxima, ele aproveitou a oportunidade para estimular ainda mais a prática da escuta ativa. Durante uma tarde tranquila no parque, enquanto observavam as folhas esvoaçantes, ele perguntou: "Como você se sente com o que aconteceu com a sua amiga?" A resposta não veio de imediato, mas a paciência de Pedro fez com que Clara se abrisse, compartilhando sua dor. Ao ajudar diretamente a lidar com essa situação emocional, a escuta não apenas fortaleceu o vínculo entre pai e filha, mas também cimentou em Clara a ideia de que expressar sentimentos, mesmo os mais difíceis, é algo saudável e necessário.

Assim, fica evidente que os benefícios da escuta ativa se estendem para longe de cada interação. Pai e filha, juntos nessa jornada de descobertas, estão não só construindo um elo indestrutível, mas permitindo que cada palavra trocada seja um passo em direção à autoconfiança. A autoestima elevada, consequência desse investimento na escuta constante, abre portas para a construção de relacionamentos duradouros, não apenas no núcleo familiar, mas refletindo um impacto positivo no mundo exterior. Ao cultivar esse ambiente amoroso, os pais tornam-se o elo que apoia e fortalece as vozes de seus filhos — sem dúvida, um legado que transcenderá gerações.

Capítulo 8

Fatores Sociais e Familiares: O Impacto na Aceitação

A Influência do Ambiente Familiar

Quando falamos em aceitação, especialmente em relação a crianças com transtornos do neurodesenvolvimento, o ambiente familiar se torna uma peça-chave nesse quebra-cabeça. As interações que ocorrem dentro de casa não são meramente reflexos de afeição, mas sim engrenagens que moldam a percepção que as crianças têm de si mesmas. A dinâmicas dos adultos, seus comportamentos e maneiras de se relacionar influenciam diretamente como as crianças se enxergam e seu sentido de pertencimento. Portanto, como podemos efetivamente construir um lar que celebre a aceitação?

Para ilustrar, imaginem a história de Cláudia e seu filho, Miguel. Desde cedo, Miguel lutou contra as expectativas sociais devido ao seu diagnóstico de TDAH. Em um jantar de família, um sorriso contido na mãe e a mirada preocupada do pai se tornaram um reflexo do que ele entendia como desprezo pelas suas singularidades. Cláudia sabia que mudanças eram necessárias. Assim que decidiu transformar a dinâmica da sua casa, começou a implementar o hábito de compartilhar histórias em família, em que todos podiam expressar suas experiências sem medo de julgamento.

Nesses encontros, Cláudia estabeleceu o princípio de "nenhuma ideia é tola". Miguel, que inicialmente evadia a conversa, logo encontrou um espaço seguro. Era ali que seus interesses podiam florescer, longe dos olhares críticos e ansiosos que muitas vezes permeavam o ambiente escolar. Um simples relato de sua paixão por robótica se transformava em um projeto em conjunto com o pai, e em cada construção, a aceitação se tornava uma lição valiosa. Esse espaço acolhedor, em que a criatividade era estimulada, deu a Miguel um senso de propósito e pertencimento que mudava a maneira como ele se via.

As interações familiares se alicerçam em estilos parentais, que, por sua vez, têm impactos profundos na autoestima das crianças. O que diferencia um lar acolhedor de um que perpetua incertezas? Estilos parentais como o autoritário, permissivo ou consciente moldam a forma como as crianças interpretam suas experiências. Os pais que se mostram como modelos de aceitação, que valorizam o diálogo e o respeito, oferecem não apenas amor, mas incentivam a autoexpressão e o reconhecimento de suas emoções. Mas o que isso realmente significa na prática?

Um exemplo pode ser encontrado em Ana e seu filho Thiago. Ao invés de punir erros, Ana escolheu a abordagem de perguntar: "O que você achou que poderia ter feito diferente?" Esse simples ato transformou a maneira pela qual Thiago se via em seu mundo. Ele não era definido por seus erros; ao contrário, a integridade da aceitação permitiu que ele visse cada erro não como uma falha, mas como uma oportunidade de aprendizado.

Senão, como podemos também observar o poder do exemplo? Quando as crianças veem os pais e familiares se tratando com amor e respeito, isso se reflete no modo como elas se percebem e interagem com os outros. Cria-se assim um ciclo: amor traz aceitação, e a aceitação nutre amor. Em lares onde há celebrações de diversidade de pensamentos, sejam nas conversas do café da manhã ou nas discussões na sala de estar à noite, as bases da aceitação são construídas. Cláudia comemorava até pequenos triunfos em Miguel, como a concretização de um robô que ele mesmo criara. Cada recompensa reforçava sua noção de valor pessoal, fundamentada em amor e aceitação incondicional.

Uma prática que pode ser enriquecedora é a realização de eventos familiares que promovam união e aceitação. Eventos como uma noite de talentos em que cada membro da família pode apresentar algo que ama — um poema, uma canção ou uma corrida de obstáculos — transformam a casa em um espaço onde o respeito pelas individualidades é celebrado. Não se trata apenas de mostrar o que cada um pode fazer, mas sim de amar quem somos em nossa essência.

Neste primeiro bloco do capítulo, exploramos a importância do ambiente familiar como um fator essencial para a aceitação e autoimagem de crianças com transtornos do neurodesenvolvimento. Ser um porto seguro é o primeiro passo. Um lar onde as crianças sentem que podem errar, aprender e expressar suas emoções livremente gera um crescimento emocional sólido. Em um mundo no qual as dificuldades estão sempre à espreita, a família se torna a fortaleza que ilumina os caminhos da aceitação.

O Suporte Social e suas Implicações

Em um mundo em que a inclusão e a aceitação são fundamentais para o desenvolvimento emocional saudável, o suporte social se destaca como um aspecto vital na formação da autoestima e da autoconfiança de crianças com transtornos do neurodesenvolvimento. Quando falamos em apoio, abrangemos não apenas o núcleo familiar, mas também amigos, professores e comunidades que desempenham um papel crucial na vida dessas crianças. O que torna esses laços tão essenciais? Como podemos cultivá-los de maneira eficaz?

A história de Renatinha, uma menina diagnosticada com TDAH, ilustra a importância da rede de apoio. Desde muito jovem, ela enfrentou desafios na escola, sentindo-se frequentemente isolada e incompreendida. Foi só quando sua mãe decidiu buscar um grupo de apoio que a vida de Renatinha começou a mudar. Nesse grupo, não apenas ela teve a oportunidade de compartilhar suas experiências, mas também conheceu outras crianças que viviam lutas similares. A troca de experiências foi emocionalmente revitalizante. Renatinha passou a se sentir menos sozinha e mais aceita em sua singularidade.

O apoio social, muitas vezes subestimado, pode ser um poderoso transformador. Quando amigos e familiares oferecem suporte, a criança não só se sente amparada, mas também adquire uma visão mais positiva de si mesma. As interações entre crianças com experiências semelhantes, por exemplo, podem ajudar a normalizar os desafios que enfrentam, promovendo um espaço em que a vulnerabilidade é vista como uma força, e não uma fraqueza.

Unindo esse conceito, um aspecto das interações escolares também merece destaque. As relações interpessoais formadas em ambientes de aprendizado têm um impacto significativo. Em quanto tempo podemos olhar para a jornada de Miguel na escola? Diagnóstico de autismo em mãos, ele passou por traumas que o tornaram um alvo frequente de bullying. Mas tudo mudou quando sua professora decidiu implementar uma atividade de inclusão. Ela organizou um projeto em que crianças turbinaram seus talentos, promovendo uma competição amigável. Miguel, ao descobrir seu talento para a pintura, não apenas ganhou o primeiro lugar, mas também respeito e amizade entre seus colegas, derretendo barreiras que antes o isolavam.

Essas experiências nos mostram que a inclusão social é uma via de mão dupla. Enquanto uma criança se beneficia do apoio de seus colegas, seus colegas também aprendem empatia e tolerância. É um ciclo virtuoso, no qual todos se aperfeiçoam e se tornam mais compreensivos. Isso se torna especialmente importante em um mundo onde a exclusão ainda é uma realidade dolorosa. Como podemos, então, criar um ambiente no qual nenhuma criança seja deixada de lado?

É preciso estimular diálogos abertos e nutrir relações positivas. Incentivar as crianças a falarem sobre seus sentimentos, medos e conquistas é um passo fundamental. Criar espaços para que as crianças se expressem e se aceitem, particularmente em escolas, em centros comunitários e em amigos, gera empatia e, consequentemente, aceitação. Por meio de apresentações de talentos ou de grupos de discussão de filmes, pequenas interações podem fazer uma grande diferença, promovendo a inclusão.

A vivência do bullying e da exclusão social, por sua vez, é uma realidade agonizante para muitos jovens. Pesquisas apontam que a incidência de depressão e baixa autoestima aumenta entre aqueles que experienciam intimidações e discriminações. Mais do que um desafio, a superação das feridas emocionais do bullying exige um suporte especialmente forte da rede social. Ao formar grupos de apoio nas comunidades, como iniciativas locais que incentivam diálogos sobre aceitação, pode-se criar um espaço seguro onde as crianças se sintam suficientemente protegidas para enfrentar suas dificuldades.

Nesse ambiente acolhedor, a responsabilidade recai não apenas sobre as famílias, mas também sobre educadores, líderes comunitários e colegas. Quando um ambiente se torna tóxico, é responsabilidade de todos trabalhar para mudá-lo, implantando uma cultura acentuada por empatia. Pequenos atos de bondade, como incentivar uma criança tímida, criar campanhas contra o bullying e promover programas que discutam o comportamento de inclusão nas escolas e entre amigos são passos que todos podemos observar avanços significativos.

A construção de uma rede social forte e inclusiva é uma ferramenta poderosa na luta pela aceitação de crianças com transtornos do neurodesenvolvimento. Ao vermos Renatinha, Miguel e tantos outros, entendemos que a aceitação começa na comunidade e que cada um de nós, com um pequeno gesto de empatia, pode ajudar a compor a grande obra que chamamos de inclusão.

Diante da profunda análise que realizamos sobre o impacto da dinâmica familiar e social na aceitação de crianças com transtornos do neurodesenvolvimento, chegamos a um ponto crucial: a relação entre irmãos. Essa dinâmica não deve ser subestimada, pois pode ser tanto um suporte fundamental quanto um desafio que, se não tratado com atenção, pode resultar em exclusões emocionais e inseguranças.

Focar na relação entre irmãos é essencial. Muitas vezes, esses laços não apenas promovem habilidades de empatia e resiliência, mas também oferecem um espaço único de entendimento mútuo. Iremos explorar como irmãos podem ajudar uns aos outros e quais práticas podem fortalecer esse vínculo.

Quando falamos de irmãos, muitas vezes pensamos no apoio e na competição. O caso de Marcos e sua irmã, Betina, serve como base de reflexão. Betina tem Síndrome de Down e, em um momento desafiador quando começou a frequentar a escola, Marcos sentiu a necessidade de se tornar o porta-voz dela. Ele começou a compartilhar suas experiências com amigos e colegas, explicando sobre as dificuldades que Betina enfrentava. Durante essas conversas, Marcos não apenas educou os outros, mas também aprendeu muito sobre a empatia, essencial para a construção de relações sólidas.

Por meio desse envolvimento ativo, Marcos começou a ver sua irmã não apenas como alguém que precisava de proteção, mas como uma parceira em várias aventuras. Eles desenvolveram uma linguagem própria, cheia de brincadeiras e cumplicidade, que tornaram sua ligação ainda mais forte. A capacidade de se apoiar mutuamente fez com que ambos se sentissem especiais sem a necessidade de comparações. Essa introspecção positiva é uma lição valiosa para todos os irmãos e reflete como perspectivas diversas podem educar e enriquecer as experiências de vida.

Estudos indicam que irmãos com uma boa relação desenvolvem um melhor controle emocional e habilidades sociais mais robustas. Atividades que aproximam os irmãos, como criar projetos em conjunto — sejam eles na cultura, esportes, ou até mesmo no dia a dia — são fundamentais. Um simples desafio em um jogo de tabuleiro pode trazer à tona instintos de cooperação e respeito pelas diferenças. A competição saudável, quando administrada com cuidado, pode também servir de motivação e ensino.

Uma prática rica e divertida é a realização de atividades coletivas que forçam a cooperação. Alinhando interesses e paixões, os irmãos podem praticar caminhadas, cozinhar juntos ou até mesmo formar times em competições esportivas. Zé e sua irmã Alice não só compartilharam horas de diversão em meio a essas atividades, mas aprenderam a compartilhar responsabilidades. Esse espaço de colaboração reforçou o conceito de que, juntos, eles eram capazes de superar qualquer desafio.

Além disso, o apoio entre irmãos é frequentemente um reflexo do que se vê em casa. Pais que cultivam um ambiente de aceitação e respeito tendem a produzir filhos que replicam esses comportamentos uns com os outros. A emoção e o entendimento mútuo que surgem dessas interações ajudam a construir um laço inquebrável.

Trabalhar a empatia na relação entre irmãos, considerando as necessidades e dificuldades que existem, não significa apenas minimizar desavenças. É preciso abordar as experiências individuais que cada um vive em seu ambiente cotidiano, especialmente quando um irmão possui um diagnóstico de transtorno. Nesse sentido, fazer com que a conversa flua, sem hesitações, pode ser a chave para construir um relacionamento baseado em respeito e amor.

Neste capítulo, discutiremos também temas mais amplos que envolvem o papel da aceitação e o crescimento emocional que pode ser colhido nas relações entre irmãos. À medida que avançarmos, exploraremos atividades que fazem a diferença e ajudarão você, leitor, a promover um ambiente de aceitação, amor e harmonia, permitindo que os laços entre os irmãos alcancem uma profundidade gratificante e duradoura.

Os laços entre irmãos constituem um espaço pleno de oportunidades para que as crianças aprendam a navegar pelos altos e baixos da vida juntos. É essencial incentivar o amor e a compreensão, superando quaisquer desafios que surgirem, tornando esse caminho uma jornada rica e significativa para todos os membros da família. Na próxima seção, iremos aprofundar em sugestões práticas para fortalecer esses vínculos e explorar qual a importância de se realizar atividades conjuntas, que cultivem o respeito e a aceitação entre irmãos, frequentemente, a rede de apoio mais sólida com que uma criança pode contar.

A integração da comunidade é um fator fundamental que desempenha um papel mediador na aceitação de crianças com transtornos do neurodesenvolvimento. A proteção e o suporte que uma comunidade pode oferecer são recursos indispensáveis para construir um ambiente acolhedor e inclusivo. Mas como podemos, de fato, cultivar essa conexão entre o indivíduo e a comunidade?

Primeiramente, a conscientização é um passo crucial. Muitas comunidades enfrentam dificuldades de entendimento e aceitação em relação às diferenças. Contudo, iniciativas educacionais que promovam a empatia e a aceitação são ferramentas poderosas. Programas em que especialistas compartilham conhecimentos sobre os variados transtornos do neurodesenvolvimento, por exemplo, têm o potencial de transformar não apenas as percepções, mas também as interações. Imagine uma manhã de sábado, em que um grupo de pais e educadores se reúne em uma escola para discutir a importância da inclusão. As crianças, por meio de atividades lúdicas, se tornam, sem perceber, embaixadoras de um mundo no qual todos têm espaço.

A história de um condomínio que decidiu por um dia de acolhimento complementa essa ideia. Os moradores foram convidados a trazer suas crianças para um evento com música, danças e jogos educativos que abordavam a diversidade e as diferenças. Nesse ambiente festivo, as interações aconteciam de maneira natural, em que as crianças, independentemente de seus diagnósticos, brincavam lado a lado. Esses momentos não apenas promovem a aceitação, mas também constroem laços que se traduzem em redes de apoio. E quando uma criança cai, outras não hesitam em oferecer a mão. Esse espírito colaborativo é vital e forma a base de um ambiente seguro.

Além disso, a presença de profissionais que atuam diretamente na saúde mental, como psicólogos e terapeutas, em eventos comunitários, também é uma estratégia eficaz. Ao oferecê-los como recursos disponíveis, a comunidade começa a formar uma verdadeira rede de suporte que pode auxiliar as famílias a enfrentarem desafios diários. No centro daquela praça, em um ambiente onde o riso e a música se misturam, os adultos são encorajados a se conectar, compartilhar experiências e descobrir que a vulnerabilidade é uma ponte e não um abismo.

E o que dizer das campanhas de conscientização? Elas despertam a mente coletiva e transformam o preconceito em esperança. Quando uma cidade se mobiliza para criar cartazes em pontos-chave, informando sobre o autismo, TDAH e outros transtornos, isso ecoa. Comunidades inteiras começam a se perguntar: "Como podemos ser mais inclusivos?" Pequenas ações, sendo porteiras de grandes mudanças, podem fazer uma diferença significativa.

Por fim, a acessibilidade é um termo que deve ser universalizado. É importante que espaços como praças, escolas e centros recreativos sejam adaptados, acolhendo sempre as particularidades de cada criança. Os municípios que investem em acessibilidade mandam uma mensagem clara: a aceitação passa pela inclusão. Quando uma criança pode brincar, estudar e crescer em qualquer lugar, independentemente de suas dificuldades, esse espaço se torna mais do que um lugar físico; torna-se um lar emocional.

Ao considerarmos a grandiosidade da aceitação, a ênfase na comunidade é um pilar essencial. É por meio dessa união que conseguimos não apenas empoderar crianças com transtornos do neurodesenvolvimento, mas também suas famílias. Cada pequena ação constrói um edifício de apoio em que as crianças podem se desenvolver e brilhar, se tornando indivíduos plenos e aceitos, prontos para conquistar o mundo.

Em cada passo dado, lembramos que a aceitação não é um destino, mas uma jornada contínua, na qual a empatia e o amor devem ser nossos guias. Nossa meta deve ser criar um espaço de inclusão, em que cada voz é ouvida e cada ser humano é uma parte privilegiada dessa tapeçaria maravilhosa chamada vida. Ao final deste capítulo, que possamos nos comprometer, juntos, a ser luz, apoio e acolhimento nas vidas uns dos outros, pois é assim que verdadeiramente construímos uma sociedade mais humana e harmoniosa.

Capítulo 9

Estratégias para pais: Construindo um Ambiente Positivo

Entendendo o ambiente positivo

Vamos iniciar este capítulo com um aspecto inegavelmente fundamental: o ambiente em que as crianças se desenvolvem é crucial para o seu bem-estar emocional e psicológico. Um ambiente positivo é aquele no qual o amor, a compreensão e a empatia imperam, criando um espaço acolhedor que nutre o crescimento das crianças com transtornos do neurodesenvolvimento.

Imagine a vida de uma família que decidiu fazer pequenas mudanças em sua rotina. A casa de João e Luciana, por exemplo, sempre foi um local de muitos gritos e frustrações. Contudo, ao perceberem o impacto disso na autoestima de Miguel, seu filho com TDAH, decidiram estabelecer "momentos de silêncio" em sua rotina diária. Durante esses momentos, todos se juntavam na sala, em silêncio, mas não um silêncio desconfortável; era um tempo de contemplação e relaxamento. Começou assim: todos sentados, os olhos fechados, respirando fundo. Com o tempo, eles começaram a explorar a literatura que abordava a aceitação e a valorização das diferenças.

Miguel, que antes se sentia à margem, começou a compreender que ele tinha um papel importante dentro daquela dinâmica familiar. O simples ato de compartilhar um momento de tranquilidade fez com que cada membro da família se conectasse de uma forma genuína. Os sorrisos surgiam, as conversas se tornaram mais fluidas e, em vez de apenas tolerância, havia uma aceitação palpável que preenchia o ambiente.

Um dos fatores que torna o lar de João e Luciana especial é o método de comunicação que decidiram adotar. Eles estabeleceram, por exemplo, um "quadro de sentimentos" em que cada membro da família podia expressar suas emoções de maneira visível. Ao lado de cores e desenhos, Miguel começou a trazer à tona não apenas suas frustrações, mas também suas alegrias, como a nova conquista de uma medalha no campeonato de vídeo game — um espaço em que ele frequentemente se sentia como um campeão.

Mediante essa prática simples, mas poderosa, todos passaram a ter consciência das emoções uns dos outros, cultivando um ambiente onde o apoio mútuo era a norma. Isso exige trabalho contínuo, mas os efeitos benéficos nas relações familiares se tornaram inegáveis. O lar, agora preenchido de vibrações positivas, não era mais apenas um espaço físico, mas sim um lugar seguro onde cada um podia se desenvolver sem medo de críticas.

Além disso, a importância de estabelecer uma rotina clara e flexível é outro pilar fundamental. Aplicar horários regulares, como as refeições e os momentos de lazer, trouxe uma estrutura que, paradoxalmente, trouxe liberdade à dinâmica familiar. Quando as crianças conseguem antecipar suas atividades diárias, elas sentem-se seguras. E segurança é a base da aceitação. Ao entenderem o que as aguarda, os pequenos se tornam mais confiantes para se expressar e reagem melhor às novas situações que surgem.

Um exemplo inspirador é a experiência de Beth e suas filhas, Ana e Lúcia. Elas transformaram a rotina do lar em um laboratório de aceitação. O projeto começou quando Beth fez uma escala na qual cada uma tinha um papel: uma cozinheira, outra contadora de histórias e outra artista. Ao mergulhar em diversas atividades, as meninas não só aprenderam a se apoiar, mas também a reconhecer e celebrar as habilidades de cada uma. Ana, que lutava com sua autoconfiança, começou a se destacar como a mais criativa, e Lúcia, por sua vez, encontrou na arte uma forma de terapia.

Esses exemplos demonstram como pequenas adaptações no ambiente familiar podem ter um impacto significativo na mentalidade e autoimagem de crianças com transtornos do neurodesenvolvimento. Um lar, que é a primeira escola da vida, pode ser um espaço que promova não apenas o aprendizado, mas também a aceitação e a celebração das diferenças.

A jornada da construção de um ambiente positivo pode demandar esforços, mas os resultados são profundamente gratificantes. Criar um espaço seguro onde as crianças podem florescer emocionalmente é um objetivo que vale a pena perseguir, um acender de esperanças que ressoa por toda a vida. Afinal, mais do que um simples cenário, o lar é o ambiente onde elas aprendem a se amar e a se respeitar, traçando o caminho para suas futuras conquistas, sempre pautado pela aceitação.

A comunicação eficaz entre pais e filhos é uma peça fundamental para a construção de um ambiente positivo, especialmente para crianças com transtornos do neurodesenvolvimento. Por isso, mergulharemos nas nuances que envolvem essa interação vital. Como podemos abrir canais de diálogo que realmente permitam às crianças expressarem seus sentimentos e necessidades sem medo? As estratégias que exploraremos aqui são não apenas práticas, mas transformadoras para o dia a dia familiar.

Uma técnica instigante é a escuta ativa. Isso significa ir além do simples ouvir. Quando os pais se envolvem verdadeiramente na conversa, fazendo perguntas e demonstrando interesse genuíno, eles transmitem à criança que suas opiniões e emoções são importantes. Para ilustrar, imagine a cena de um jantar familiar. Enquanto todos estão à mesa, em meio a risadas e partilhas, Rafael, um menino de oito anos, começa a falar sobre seu dia na escola. No entanto, já se sabe que frequentemente ele enfrenta bullying. Em vez de apenas escutar, sua mãe faz perguntas como "Como você se sentiu quando isso aconteceu?" ou "O que você gostaria que eu fizesse?". Essa interação possibilita que Rafael se sinta acolhido e escutado, criando um espaço seguro para que se expresse.

Outra estratégia altamente eficiente é usar imagens ou recursos visuais para facilitar a comunicação. Muitas vezes, as palavras podem escapar ou se tornar confusas, principalmente para crianças que vivenciam dificuldades de expressão verbal. Em uma abordagem simples, pais podem construir um quadro de sentimentos, em que cada cor representa uma emoção — azul para tristeza, vermelho para raiva, verde para felicidade. Ao localizar onde se sentem em um determinado momento, os pequenos conseguem se comunicar melhor, levando os pais a uma compreensão mais profunda de sua realidade emocional.

Os jogos de palavras também são uma ferramenta poderosa. Ao transformar conversas em jogos, pode-se aliviar a pressão que muitas crianças sentem ao discutir emoções difíceis. Criar uma história ou um diálogo em forma de brincadeira ajuda a tornar a comunicação mais leve e divertida. Um exemplo prático é usar marionetes ou bonecos para dramatizar situações do cotidiano. Essa técnica não só promove a comunicação, mas também permite que as crianças vejam as situações de maneira diferente, colocando-as em um cenário em que elas se permitem à reflexão.

Validar os sentimentos das crianças é outra chave essencial. A partir desse princípio, os pais podem afirmar que é normal ter emoções intensas e que, independentemente do que a criança está sentindo, isso é compreensível. Pode parecer um detalhe, mas diga a uma criança: "Eu vejo que você está triste porque não conseguiu jogar com seus amigos" pode fazer toda a diferença. Essa pequena afirmação não apenas válida a experiência da criança, mas também a encoraja a abrir-se mais nos momentos futuros.

Por fim, a construção de um ambiente comunicativo deve incluir também uma rotina de feedback positivo. Quando as crianças realizam tarefas diárias, pequenas celebrações, elogios e agradecimentos por sua ajuda não só armam uma atmosfera de aceitação, mas também reforçam a autoimagem. Esse tipo de feedback cria um ciclo contínuo de comunicação, permitindo que as crianças se sintam validadas e reconhecidas em seus esforços.

Neste segundo bloco, exploramos a complexidade da comunicação entre pais e filhos, oferecendo estratégias que visam aprimorar o diálogo e a conexão emocional. Ao implementar essas práticas, os pais não apenas promovem um espaço seguro, mas também estabelecem uma base sólida de harmonização familiar, permitindo que cada membro se sinta ouvido e valorizado. Afinal, a verdadeira essência da comunicação reside na capacidade de abrir os corações e permitir que os sentimentos fluam livremente.

As rotinas e hábitos saudáveis desempenham um papel vital na formação de um ambiente positivo para as crianças, especialmente aquelas que convivem com transtornos do neurodesenvolvimento. A implementação de práticas saudáveis não só promove a previsibilidade, mas também ajuda a construir a segurança emocional necessária para o desenvolvimento dessas crianças.

Um ponto inicial para refletir é a criação de rotinas que vão além do simples cumprimento de horários. Imagine uma família, com o pai e a mãe, que decidiu incluir um "momento de amor" em sua rotina. Todas as noites, antes de dormir, eles se reúnem para compartilhar algo positivo do dia, sejam pequenas vitórias, bons momentos ou mesmo experiências que geraram risadas. Com isso, eles criam um espaço em que a aceitação e a autoestima são alimentadas diariamente. Essa prática simples se transforma numa rica tradição familiar que gera conexões emocionais profundas e duradouras.

Além dos momentos de interação, é vital estabelecer uma rotina fixa para as atividades do dia a dia, como horários de refeições e datas para a realização de deveres escolares. Para crianças com TDAH ou TEA, a previsibilidade na rotina é um aliado; ela reduz a ansiedade e aumenta a capacidade de foco. Um exemplo prático é a história da família de Sara e Lucas. Ao perceberem que Lucas tinha dificuldades em transitar entre atividades, os pais introduziram calendários visuais em casa, em que cada dia era representado com cores e ícones que indicavam as atividades programadas. Essa visualização não apenas facilitou a compreensão do que estava por vir, mas também permitiu que Lucas se preparasse mentalmente para cada transição, tornando o dia mais leve e menos estressante.

Os hábitos saudáveis de vida também são cruciais. A prática regular de atividades físicas, como caminhadas em família ou até mesmo jogos no parque, promove não apenas saúde física, mas tem um impacto significativo na saúde mental das crianças. O exercício libera endorfinas, que são fundamentais para o bem-estar emocional. Certa vez, uma mãe, chamada Renata, decidiu que as tardes de sábado seriam dedicadas a caminhadas em família. Essas caminhadas não só proporcionaram momentos de alegria, como também se tornaram um excelente veículo para a conversa, em que Renata poderia conversar sobre a semana de seus filhos, escutando suas preocupações e assegurando que, dentro do coração da família, havia apoio incondicional.

A prática de mindfulness, ou atenção plena, também é uma ferramenta enriquecedora a ser incluída na rotina familiar. Momentos de meditação ou atividades que incentivam a respiração consciente ajudam as crianças a desenvolverem habilidades de autocontrole e lidarem melhor com suas emoções. Por exemplo, comidas simples, como um lanche no fim da tarde, podem se transformar em um momento de mindfulness se forem feitas com atenção. Ao preparar os lanches juntos, os pais podem ensinar as crianças a focarem no presente: sentir a textura dos alimentos, cheirar os aromas e saborear cada detalhe. Essa abordagem traz à tona não apenas a alimentação saudável, mas transforma simples atividades em oportunidades de aprendizado e conexão emocional.

Por fim, construir um ambiente seguro e acolhedor também se resume ao tempo de qualidade dedicado em família, que deve ser incorporado nos hábitos do cotidiano. Essas interações fortalecem o laço familiar e criam memórias duradouras. Seja um simples jogo de tabuleiro ou uma noite de cinema, o importante é que esses momentos sejam planejados e valorizados por todos. Como demonstrou a família de Marta, que transformou as noites de sexta em "noites de criatividade", em que todos se reuniam para expressar suas habilidades artísticas, as crianças prosperam em um ambiente em que são encorajadas a se expressar, valorizando suas singularidades.

É ao guiar as crianças por rotinas e hábitos saudáveis que se estabelecem as bases para um desenvolvimento emocional robusto. Garantir a segurança, promover a interação e cultivar momentos de empatia e amor são os pilares que ajudarão a moldar uma infância plena. Dessa forma, os pais se tornam os arquitetos de um ambiente positivo, em que as crianças sentirão que têm espaço para crescer, aprender, errar e, acima de tudo, serem aceitas exatamente como são.

Adaptar o ambiente escolar e a casa para atender as necessidades das crianças com transtornos do neurodesenvolvimento é um passo fundamental para garantir uma evolução saudável e positiva em suas vidas. Contudo, essa transformação não ocorre de maneira automática; requer envolvimento ativo dos pais e colaboração contínua com educadores, criando uma sinergia necessária para que cada criança brilhe em seu potencial.

Um aspecto central na adaptação do ambiente escolar é a comunicação. Os pais devem estabelecer um diálogo aberto não só com seus filhos, mas também com os professores e a equipe pedagógica. É essencial garantir que as necessidades especiais de cada criança sejam compreendidas e atendidas. Quando Paola decidiu se reunir com os professores de sua filha Sofia, que possui TDAH, não só obteve uma perspectiva mais clara sobre os desafios enfrentados por sua filha, mas também iniciou um plano conjunto. Essa estratégia permitiu que Sofia recebesse um suporte individualizado, respeitando seu ritmo e promovendo uma experiência educativa mais enriquecedora.

A inclusão de recursos visuais e audiovisuais nas salas de aula é uma prática que pode beneficiar não só crianças com deficiência ou transtorno intelectual, mas todos os alunos. Utilizar materiais que ajudam na compreensão, como gráficos e vídeos explicativos, transforma as aulas em um espaço mais acessível e menos intimidante. Esse é o caso da escola de Renan, onde a introdução de quadros de organização visual nas salas de aula facilitou a atenção dos alunos e a assimilação dos conteúdos. Renan, que sempre se sentiu disperso em aulas longas, viu suas notas melhorarem e seu envolvimento com o aprendizado crescer consideravelmente.

Além disso, promover um espaço físico acolhedor é essencial. Cores suaves nas paredes, áreas de descanso e zonas de aprendizagem interativas podem proporcionar um ambiente que reduz a ansiedade e melhora o foco. Chegando nesse espaço mais afetuoso, as crianças conseguem se sentir mais seguras e confortáveis durante o processo de aprendizagem. É isso que aconteceu na escola de Ana Clara, onde, após discussões com os pais, foi decidido que os espaços seriam reformados para incluir zonas de relaxamento, onde as crianças poderiam se retirar em momentos de sobrecarga emocional.

Em casa, as adaptações também podem minimamente refletir essa necessidade de acolhimento e segurança. Uma ideia simples, mas poderosa, é a construção de um "cantinho da calma", aonde as crianças possam ir quando se sentirem sobrecarregadas. Isso pode ser composto por almofadas, livros e brinquedos que ajudem a redirecionar a energia de maneira construtiva. Fabiola montou esse espaço para seu filho, que estava enfrentando dificuldades na escola. A cada vez que ele se dirigia ao "cantinho", não era só um momento de reflexão, mas a oportunidade de processar suas emoções de maneira saudável.

Por fim, é importante considerar o uso de tecnologias de apoio, que podem facilitar a organização e dar autonomia às crianças com transtornos do neurodesenvolvimento. Aplicativos de gerenciamento de tarefas e de lembretes podem ser ferramentas valiosas, ajudando a criança a se acomodar na rotina escolar e em casa. Por exemplo, o uso de um aplicativo simples de listas de tarefas transformou a forma como Miguel, que possui TEA, organizava seu dia. As visualizações e os alertas frequentes permitiram que ele assumisse um papel mais ativo na gerência de suas responsabilidades, aumentando sua autoconfiança a cada dia.

Criar um ambiente que atenda às particularidades das crianças com transtornos do neurodesenvolvimento não se resume a seguir protocolos; trata-se de cultivar cada espaço com amor, compreensão e inovação. Seja em casa ou na escola, a inclusão de adaptações significativas reflete não só uma obrigação, mas um compromisso com um futuro mais promissor — um legado de aceitação e valor para cada criança, em que todos possam sonhar e crescer sem limites.

Capítulo 10

O Papel da Escola e da Comunidade no Apoio

A escola como um ambiente inclusivo

Quando falamos sob a ótica do desenvolvimento das crianças, especialmente aquelas que enfrentam desafios maiores como os transtornos do neurodesenvolvimento, a escola desponta como um farol essencial. Esse ambiente não é apenas um espaço físico onde o aprendizado ocorre, mas um mundo em que aceitação, inclusão e carinho podem moldar a experiência de cada pequena vida. Para que isso aconteça, é fundamental que as escolas adotem práticas inclusivas que celebrem as diferenças.

Imagine uma sala de aula onde o professor, ao invés de rigidamente seguir o currículo comum, se dedica a entender cada aluno, customizando o aprendizado para atender a suas habilidades e potencialidades individuais. Um exemplo inspirador é o de Armando, um professor que transformou o local em que trabalha em um espaço acolhedor. Ele notou que muitos de seus alunos tinham dificuldades em acompanhar as aulas tradicionais. Armando se dispôs a experimentar diferentes métodos de ensino, introduzindo técnicas visuais, auditivas e práticas. Seus alunos começaram a se engajar como nunca.

De repente, a matemática não era mais um monstro; era um quebra-cabeça que eles podiam resolver juntos.

Dentro desse ambiente transformado, as crianças não só aprendiam a contento, mas também desenvolviam a autoconfiança. Armando sabia que a empatia era essencial para cultivar um clima positivo. Ele frequentemente se sentava com os alunos, ouvindo suas preocupações e necessidades, criando assim um espaço seguro em que cada um se sentia valorizado. Aquela sala de aula se transformou em uma verdadeira comunidade, especialmente para Lucas e Márcia, cujas vozes, muitas vezes silenciadas, agora ressoavam com força e clareza.

Práticas inclusivas também se estendem além das estratégias de ensino. É crucial que as escolas adaptem seu currículo para garantir que todos os alunos possam participar de maneira equitativa. Isso envolve a inclusão de materiais didáticos que representem a diversidade do mundo ao redor. Quando Ricardo, um estudante com deficiência, se viu incluído nas atividades esportivas em sua escola, algo mágico começou a acontecer. Ele não era mais apenas um personagem coadjuvante, mas um herói na história de seus colegas! A confraternização nas atividades físicas promoveu o respeito e a amizade, quebrando barreiras invisíveis que antes se interpunham.

No entanto, nem todas as escolas estão preparadas para esse desafio e, nesse sentido, a formação e a capacitação de profissionais se tornam fundamentais. Os educadores precisam ter o conhecimento e as ferramentas necessárias para lidar com as específicas necessidades dessas crianças. Isso não deve ser uma mera formalidade, mas uma jornada contínua de aprendizado. Vivemos em um mundo em constante evolução e, portanto, o que era considerado aceitável no passado não é o suficiente para os dias de hoje.

Uma escola que se preocupou em ir além foi a da professora Mariana. Ela implementou um programa de formação contínua que não só atualizou os métodos de ensino, mas também enfatizou a importância da empatia e do acolhimento. Mariana viu mudanças impressionantes. Alunos que eram frequentemente marginalizados agora se saíam bem, suas asas começaram a se abrir, e, mais importante, seus sorrisos e autoestima cresciam em um ritmo surpreendente.

Assim, fica evidente que a colaboração entre a escola e a família é o que solidifica um caminho de sucesso. Pais ansiosos por defendê-los, apoiando professores, e professores que, por sua vez, se mostravam abertos para o diálogo criaram vínculos indestrutíveis. O relatar de experiências e conquistas pessoais entre eles gerava um ciclo de apoio mútuo digno de ser celebrado. Um exemplo disso é o caso de Sofia, cujos pais se tornaram ativos na associação de pais e professores. Juntos, promoveram eventos que ajudavam a desmistificar as dificuldades dos filhos, trazendo à tona um senso de pertencimento que cada criança merece.

Seja apreciando sentimentos, quebrando estigmas, ou simplesmente celebrando vitórias cotidianas, a escola deve se mostrar um espaço de acolhimento, amor e compreensão, em que cada estudante é visto e valorizado. Dessa forma, todos juntos — educação e família, pedagogia e afeto — poderão proporcionar experiências que moldam o futuro, um futuro no qual não há barreiras, apenas possibilidades infinitas. A verdadeira transformação acontece quando cada um se une com um objetivo comum: erguer as asas e permitir que nossas crianças voem, de forma autêntica, todos os dias.

A transformação necessária para que as escolas se tornem espaços realmente inclusivos exige, acima de tudo, um comprometimento genuíno dos educadores em entender e atender às necessidades das crianças com transtornos do neurodesenvolvimento. Esse processo começa com a formação e capacitação contínua dos profissionais da educação. Infelizmente, a realidade muitas vezes apresenta lacunas significativas no preparo desses professores para lidar com situações reais e complexas que esses alunos enfrentam.

Imaginem uma professora chamada Carla, que sempre acreditou em um ensino inclusivo, mas percebeu que sua formação inicial não a preparou para lidar com a diversidade presente em sala de aula. Carla decidiu, então, buscar cursos e workshops focados no ensino de crianças com deficiência e/ou transtorno mental. Ela aprendeu sobre as diferentes abordagens necessárias para alunos com TDAH, TEA e TOD, e como adaptar suas aulas para resultar em um aprendizado efetivo. A transformação que aconteceu dentro da sala de aula de Carla foi marcante; seus alunos começaram a florescer, participando mais ativamente e interagindo de forma positiva.

Esse exemplo ilustra como a formação e a capacitação podem impactar a prática pedagógica. Quando os educadores são equipados com conhecimento e ferramentas para compreender as particularidades do desenvolvimento infantil, são capazes de oferecer um ambiente de aprendizagem que não somente acolhe, mas que também promove o crescimento e a inclusão.

Outro aspecto notável da formação de profissionais é a introdução de programas de desenvolvimento contínuo, que oferecem atualizações sobre melhores práticas e novas abordagens pedagógicas. Na escola de Ana Lúcia, por exemplo, a diretoria implementou um programa de capacitação em parceria com psicólogos e especialistas em educação inclusiva. Por meio de reuniões regulares e treinamentos práticos, os educadores puderam trocar experiências e considerar novas estratégias para lidar com os desafios que cada aluno traz. O resultado? A escola se transformou em um verdadeiro modelo de inclusão, em que as crianças aprendiam não apenas o conteúdo acadêmico, mas também a importância da empatia e do respeito às diferenças.

As avaliações regulares que a escola de Ana Lúcia realizou mostraram que os alunos com transtornos do neurodesenvolvimento estavam confinando-se não apenas em suas próprias vitórias individuais, mas também se destacando nas interações sociais. As crianças se tornaram mediadoras de conflito, ajudando colegas a resolverem desavenças com a orientação dos professores que, por sua vez, também aprenderam a ouvir e validar as emoções dos pequenos.

Portanto, a formação e a capacitação de profissionais dentro do universo escolar devem ser vistas como uma prioridade inegociável. As escolas precisam reconhecer que, ao investir no conhecimento de seus educadores, não estão apenas aprimorando técnicas de ensino, mas contribuindo para a criação de um futuro mais inclusivo e compassivo para todas as crianças. Um lugar em que, independentemente das dificuldades, cada criança possa florescer — esse deve ser o objetivo final de todo educador. Ao fazer isso, não só preparamos nossos alunos para serem mais bem-sucedidos, mas também ajudamos a moldar uma sociedade mais justa, em que todos têm a oportunidade de brilhar.

A colaboração entre escola e família é um fator decisivo para garantir o bem-estar e o progresso das crianças com transtornos do neurodesenvolvimento. É essencial cultivar uma comunicação constante e eficaz entre pais e educadores, possibilitando uma compreensão mútua das necessidades da criança. Essa interação diária promove um ambiente de acolhimento e respeito, fundamental para o desenvolvimento saudável.

A primeira estratégia para fortalecer essa relação é a participação ativa dos pais na vida escolar. Isso pode ser alcançado por meio da presença em reuniões, eventos e atividades da escola. Quando os pais demonstram interesse e envolvimento, as crianças sentem-se valorizadas e encorajadas a se expressar mais, revelando suas conquistas e desafios. A história de Clara e Miguel exemplifica isso: Clara, ao se envolver em um grupo de apoio na escola, não só percebeu como seu filho lutava nos estudos, mas também teve a oportunidade de trocar experiências com outras mães, criando um senso de comunidade e pertencimento, que beneficiou não apenas Miguel, mas toda a dinâmica familiar.

Outra iniciativa crucial é a comunicação regular e clara entre casa e escola. É fundamental estabelecer um canal em que as informações possam fluir facilmente — informes diários, e-mails ou grupos de WhatsApp podem ser excelentes ferramentas para isso. Quando a professora de João, uma criança com TDAH, começou a enviar um relatório semanal sobre o desempenho e as interações de João na escola, seus pais puderam intervir de maneira mais efetiva em casa, reforçando as áreas que precisavam de atenção e celebrando as conquistas. Essa comunicação não só estabeleceu uma ponte entre casa e escola, mas introduziu uma rotina de feedback que empoderou a criança.

Além disso, grupos de apoio e eventos familiares na escola são ativos poderosos para unir famílias e educadores. Eles não apenas incentivam a interação entre os pais, mas também permitem que pais e professores se conheçam melhor, compartilhando estratégias e sugestões sobre como abordar as dificuldades que a criança enfrenta. O exemplo de uma escola que promoveu uma feira de talentos, onde os alunos tinham a oportunidade de apresentar suas habilidades e peculiaridades, é emblemático. Por meio desse evento, não apenas as crianças se sentiram reconhecidas, mas as famílias uniram-se em uma atmosfera de celebração e aceitação, favorecendo o desenvolvimento da criança e a coesão comunitária.

É importante lembrar que a colaboração entre escola e família deve incluir aspectos de empatia e compreensão. Quando os pais abordam a escola com uma atitude de cooperação e solidariedade, os educadores são mais propensos a se abrir e a levar em consideração as preocupações e necessidades dos alunos. Um relato de Rosa, mãe de Ana, que participou ativamente de comitês escolares, revela como a troca de experiências entre as famílias ajudou outras crianças a se sentirem acolhidas e compreendidas. Esse ambiente de apoio mútuo não apenas beneficia as crianças, mas também fortalece a própria comunidade escolar.

Finalmente, respeitar os direitos da criança e garantir que sejam ouvidas em suas necessidades e preferências deve ser uma prioridade em todas as interações entre pais e escola. Uma prática que pode ser incorporada é permitir que os alunos, sempre que possível, participem da tomada de decisões sobre suas rotinas de aprendizado. Mediante esses pequenos gestos, criamos um ambiente em que eles se sentem genuinamente envolvidos no seu processo educativo.

Em suma, a colaboração entre escola e família é vital para o sucesso e a aceitação das crianças com transtornos do neurodesenvolvimento. Por meio da comunicação clara, envolvimento ativo e empatia mútua, podemos oferecer as condições para que todas as crianças floresçam e desenvolvam seu verdadeiro potencial. Essa união não somente constrói um ambiente seguro e acolhedor, mas molda um futuro em que todas as crianças são vistas e valorizadas, independentemente de suas diferenças.

A comunidade desempenha um papel vital no apoio às crianças com transtornos do neurodesenvolvimento, funcionando como uma rede de suporte que vai além do ambiente familiar e escolar. A partir da colaboração entre diferentes instituições, organizações e cidadãos, é possível criar um ambiente em que cada criança não só é compreendida, mas também amplamente acolhida.

Um exemplo muito significativo é a atuação de organizações não governamentais (ONGs) que se dedicam a promover a inclusão e a saúde mental. Essas entidades frequentemente oferecem serviços que vão desde terapia e o acompanhamento psicológico até oficinas de habilidades sociais. Imagine um projeto liderado por uma ONG chamada Luz e Vida, que se propõe a integrar crianças com deficiência e/ou transtorno intelectual em atividades comunitárias. Durante os encontros, as crianças participam de atividades lúdicas que estimulam não apenas o seu desenvolvimento, mas também incentivam a interação com seus pares. Por meio da música, da arte e do esporte, fomentam-se laços que ultrapassam barreiras e preconceitos, promovendo uma aceitação genuína. Isso não apenas transforma a vida das crianças envolvidas, mas também sensibiliza a comunidade sobre a importância da inclusão.

Além das ONGs, eventos comunitários também têm um papel crucial. Como, por exemplo, festivais que celebram a diversidade e promovem a conscientização sobre os transtornos do neurodesenvolvimento. Esses eventos reúnem famílias, educadores e profissionais de saúde, proporcionando um espaço em que se pode compartilhar experiências e estratégias de apoio. A história de um festival organizado em uma cidadezinha exemplifica esse impacto. Nesse evento, todos os membros da comunidade se uniram para criar um espaço inclusivo e acolhedor, em que crianças e adultos puderam participar de atividades envolventes que promoviam o respeito às diferenças.

Por meio da dança, da música e de apresentações artísticas, a comunidade celebrou a singularidade de cada indivíduo, disseminando uma mensagem de esperança e aceitação.

A sensibilização da comunidade é um passo fundamental para desestigmatizar os transtornos do neurodesenvolvimento. Estratégias de mídia, como campanhas publicitárias e ações em redes sociais, são essenciais para despertar a empatia e conscientizar a população sobre a importância de respeitar as diferenças. Por exemplo, a criação de uma campanha chamada "Todos Juntos" contribuiu para discutir abertamente as dificuldades enfrentadas por crianças com TDAH e TEA, promovendo empatia e compreensão. As histórias compartilhadas nas redes sociais incentivaram famílias a se envolverem mais ativamente em sua própria comunidade, fortalecendo a rede de apoio e inclusão.

Outro aspecto importante são os serviços de saúde mental comunitários. O papel das equipes interdisciplinares que trabalham em colaboração com as escolas para fornecer apoio a crianças e suas famílias deve ser ressaltado. Por meio de avaliações regulares e intervenções precoces, essas equipes ajudam crianças a desenvolverem estratégias de enfrentamento e habilidades sociais vitalmente necessárias. Bem como uma história impactante sobre grupos de apoio que surgiram em diversos bairros, em que pais se reúnem semanalmente para discutir suas experiências e compartilhar soluções, ajudando uns aos outros a enfrentarem os desafios diários.

Como podemos observar, a atuação da comunidade é indispensável para assegurar que crianças com transtornos do neurodesenvolvimento vejam seus direitos reconhecidos e adquiram o apoio necessário para um desenvolvimento saudável. Essa colaboração multifacetada não só beneficia as crianças, mas também enriquece a estrutura social como um todo, tornando-a mais resiliente e empática. É por meio de ações concretas de apoio que se edificam ambientes acolhedores e respeitosos, em que cada criança é convidada a brilhar com autonomia e dignidade, fomentando uma verdadeira transformação social.

Capítulo 11

Histórias Inspiradoras de Superação

Neste capítulo, convidamos você, leitor, a embarcar em uma jornada que celebra a força e a resiliência das crianças que enfrentam transtornos do neurodesenvolvimento. As histórias que contaremos aqui não são apenas relatos; são demonstrações poderosas de como a superação e a esperança podem brilhar intensamente, mesmo nas noites mais escuras. Ao compartilhar essas experiências, reconhecemos a importância de ouvir e aprender com aqueles que experimentaram desafios e, em vez de desistir, encontraram caminhos para a vitória.

Vamos conhecer quatro histórias que descortinam belos exemplos de como crianças, famílias e educadores podem transformar adversidades em conquistas notáveis.

No coração da primeira história, encontramos a família de João, que após o diagnóstico de TDAH enfrentou uma tempestade de incertezas. João é um menino vibrante, cheio de energia e sonhos, mas também luta diariamente para encontrar seu lugar em um mundo que às vezes parece não entender suas particularidades. No entanto, a dedicação e a união de sua família foram fundamentais para sua trajetória. Seus pais decidiram se aprofundar na compreensão do que era o TDAH e, armados de informações, adaptaram suas rotinas para ajudar o filho. A história deles é mais do que superação; é um exemplo palpável de amor e comprometimento em ação. O ambiente familiar se enriqueceu com práticas inclusivas, como a criação de um espaço com menos estímulos visuais para que João pudesse se concentrar melhor nos estudos.

Em seguida, é a vez de Clara, que ao longo de sua jornada no ensino fundamental encontrou um verdadeiro aliado na professora Ana. Clara é uma jovem talentosa que tem autismo, e, no início, suas dificuldades sociais fizeram com que ela se sentisse isolada dentro da escola. No entanto, Ana, apaixonada pelo ensino inclusivo, decidiu que Clara merecia uma experiência educacional significativa. Ela não só adaptou seu método de ensino, mas também promoveu atividades que encorajavam os colegas a interagirem e se conectarem com Clara. A transformação foi mágica! Clara começou a florescer, suas amizades se multiplicaram e o sorriso em seu rosto agora reflete seu verdadeiro eu.

As mudanças benéficas não se restringem apenas ao ambiente familiar ou escolar. As histórias dessas crianças são também reflexos de como as comunidades, quando atuam em conjunto, podem produzir resultados extraordinários. Vamos conhecer Lucas, que por meio de um projeto comunitário teve a oportunidade de participar de uma equipe de esportes. Onde antes era dependente e inseguro, agora Lucas se vê como um verdadeiro atleta. Esse espaço de colaboração não apenas ajudou a construir sua autoconfiança, mas também permitiu que ele desenvolvesse amizades sólidas, mudando a narrativa de sua vida. A inclusão no time proporcionou a Lucas algo que vai muito além do esporte: ele encontrou a aceitação e a amizade que jamais pensou que conseguiria.

Por fim, ao longo deste capítulo, levaremos a voz de Maria, uma adolescente que superou barreiras significativas em sua vida. Ao sair da concha da insegurança para a realização pessoal, ela tornou-se defensora dos direitos de crianças com transtornos do neurodesenvolvimento. Maria não apenas venceu suas dificuldades, mas agora atua em um projeto que inspira outras crianças e adolescentes, ajudando-os a encontrar voz e poder, assim como ela fez. Sua jornada é a prova de que o futuro é brilhante para aqueles que acreditam em si mesmos e estão dispostos a lutar por seus sonhos.

Essas histórias inspiradoras não só nos fazem refletir sobre as batalhas enfrentadas, mas também nos ensinam que a comunicação, a inclusão e a empatia são fundamentais para transformar vidas. O importante é que cada passo conta, e quando as histórias de amor e superação se entrelaçam, formamos uma tapeçaria vibrante de esperança e resiliência. Ao final deste capítulo, que possamos todos levar um pouquinho dessas histórias em nossos corações, compartilhando e continuando esse movimento por um futuro em que todos são valorizados e aceitos, independentemente dos desafios.

Relatos de superação em contextos familiares

A história de Clara, uma jovem que foi diagnosticada com TDAH, é um exemplo poderoso do que a dedicação e a união familiar podem conquistar. Desde que Clara recebeu o diagnóstico, seus pais, Renan e Juliana, lutaram para entender melhor como poderiam ajudar a filha a prosperar em um mundo que muitas vezes não é compreensivo. O que poderia ser só uma luta transformou-se em um esforço conjunto e rico.

Juliana, uma mãe determinada, começou a ler tudo a respeito do TDAH — estudos, testemunhos e estratégias que pudessem aplicar em casa. Ela se envolveu em grupo de apoio que reunia famílias em situações semelhantes, em que trocavam experiências e aprendiam uns com os outros.

Isso trouxe conforto e uma sensação de comunidade. O mais importante foi que ela aprendeu que o amor e a aceitação seriam seus melhores aliados.

Com isso em mente, Juliana e Renan adotaram uma abordagem distinta na educação de Clara. Eles criaram uma rotina estruturada que incluía tempos claros para estudar, brincar e realizar as tarefas diárias. Desse modo, Clara se sentia mais segura e centrada, o que fez com que as crises de raiva diminuíssem significativamente. "Foi desafiador, mas logo percebemos que a estrutura suavizava as transições do dia a dia", compartilha Renan.

Além disso, as pequenas vitórias começaram a aparecer. A cada tarefa que Clara completava, seja durante as aulas ou nas atividades em casa, havia uma comemoração. Isso gerou uma nova perspectiva para ela, nova luz e ânimo. Não era apenas uma vitória particular, mas uma celebração familiar que aproximou todos.

No âmbito escolar, a comunicação com os professores também ganhou destaque. Os pais de Clara conversaram com a escola para implementar algumas práticas inclusivas, como atividades diferenciadas que também levassem em conta suas necessidades individuais e suas habilidades. O desejo de seu professor de alavancar a inclusão fez essencialmente a diferença. Ele não apenas adaptou a rotina de aprendizado, mas também introduziu a Clara em atividades de grupo, criando um ambiente em que não se sentisse sozinha. Dessa forma, ela até fez amizades que se mostraram significativas e duradouras, rompendo a bolha da exclusão.

A mudança na visão da educação dilatou-se para toda a família, que passou a buscar novas maneiras de lidar com as dificuldades. Foram os momentos em que decidiram assistir a filmes educativos sobre emoções e resiliência em conjunto que mais transformaram a dinâmica da casa. "Assistir e discutir as histórias nos ajudou a entender que desafios como o nosso eram comuns e que cada pequeno progresso tinha seu valor", explica Juliana.

A história de Clara revela que as lutas enfrentadas pela família não foram em vão. Com amor, comprometimento e uma abordagem colaborativa, eles não apenas ajudaram Clara a florescer, mas também fortaleceram os laços familiares. Ao acolher suas dificuldades e as vitórias ao longo da jornada, tornaram-se um exemplo verdadeiro de resiliência.

Assim, fica evidente que, quando famílias se unem para enfrentar as adversidades, a jornada de superação não se limita a uma única criança. É um caminho que, ao ser trilhado com amor e compreensão, transforma não apenas as vidas de seus membros, mas também a estrutura familiar em si. A conexão gerada por esses desafios transforma-se em afeto multiplicado, e, ao final dessa jornada, a verdadeira vitória é, sem dúvida, a união familiar.

As histórias de superação nos revelam que a adversidade pode se transformar em uma poderosa fonte de motivação. No contexto escolar, em que o acolhimento e a aceitação são essenciais, crianças como Arthur nos mostram que, mesmo diante dos desafios, é possível erguer voos altos. Arthur foi diagnosticado com Transtorno do Espectro Autista (TEA) e, ao longo de sua caminhada escolar, enfrentou o estigma e a solidão que muitas vezes o acompanhavam. Mas ele também conheceu Ana, uma professora que enxergou nele não apenas suas dificuldades, mas sua imensa capacidade de brilhar.

Ana, com sua abordagem inovadora, criou um ambiente em que as diferenças eram celebradas. Com um currículo adaptado e dinâmicas que estimulavam a interação entre os alunos, ela conseguiu não apenas que Arthur se integrasse, mas que se tornasse um dos líderes da turma. Participando de projetos e apresentações, ele não apenas desenvolveu suas habilidades sociais, mas também encontrou um novo lar — a escola se tornou um espaço seguro onde pôde explorar suas curiosidades.

A história de Arthur é um testemunho poderoso do impacto que um educador pode ter. No entanto, essa não é uma luta que pertence apenas ao espaço escolar. Amizades desempenham um papel crucial no desenvolvimento das crianças. Um exemplo disso é Clara, que, ao ser convidada para participar de um grupo de amigas após uma apresentação teatral, descobriu um novo significado para suas experiências. As meninas, que inicialmente não a conheciam bem, abraçaram suas peculiaridades com tanta beleza que o que se ouvia durante os ensaios não era apenas o som da troca de diálogos, mas uma verdadeira sinfonia de acolhimento.

As interações sociais que brotam em eventos como esses são essenciais para a formação da identidade dessas crianças. O circo de emoções que permeia cada ensaio coral, cada atividade em grupo, revela a importância do respeito à diversidade. E é nesse microcosmo que o respeito se transforma em empatia. Testemunhar colegas abraçando suas diferenças produz uma mudança poderosa e duradoura. Esse fortalecimento social não apenas ajuda a construir a autoconfiança, mas nutre um senso de pertencimento.

Além do contexto escolar e social, as famílias também exercem um papel essencial nessa rede de suporte. A jornada de superação é muitas vezes conjunta. Vamos falar sobre a história de Daniel, que aos cinco anos recebeu o diagnóstico de TDAH. No início, foi um desafio familiar — pais desesperados para entender como lidar com a hiperatividade do filho, sentindo-se perdidos e, em muitas ocasiões, solitários. Porém, o que poderia ser apenas uma história de luta se transformou em um exemplo de como a compreensão e a união podem criar um futuro radiante.

Daniel e seus pais decidiram se envolver ativamente em grupos de apoio, dos quais surgiram não apenas informações valiosas, mas também a chave para comunicações abertas. O amor catártico fez-se presente. Os pais aprenderam a celebrar cada pequena vitória do filho, enquanto Daniel passou a entender que seu jeito único de ver o mundo era uma forma de especialidade. A transformação foi estonteante! Em pouco tempo, ele se tornou um defensor das crianças com TDAH, compartilhando suas experiências em fóruns e, assim, ajudando outras famílias.

Todo esse entrelaçamento de histórias tem uma mensagem clara: a superação é, acima de tudo, um esforço coletivo. À medida que cada história se desdobra, presenciamos não apenas a luta individual, mas o influxo de amor, apoio e compreensão, que juntos dispõem-se a fertilizar um solo rico e acolhedor. As experiências compartilhadas são passos em direção a um mundo mais justo e inclusivo, em que a verdadeira vitória é vista nas pequenas conquistas diárias — um riso, um abraço, um momento que nos faz sentir verdadeiramente vivos e conectados. Esses relatos não são apenas histórias; são convites para que todos desenvolvamos empatia, e compreendamos que por trás de cada rótulo existe uma vida que merece ser celebrada.

Relatos inspiradores de resiliência e força familiar revelam a beleza da superação em momentos de dificuldade. Clara e Miguel, por exemplo, são símbolos do que a união, o amor e a dedicação familiar podem realizar. Desde que Clara, impactada pelo diagnóstico de TDAH, começou a apresentar dificuldades no ambiente escolar, seus pais transcenderam os desafios. Renan e Juliana, juntos, se empenharam não só em entender a condição da filha, mas em adaptar a rotina familiar para que ela se sentisse segura e apoiada.

"Com o TDAH, a estrutura se tornou vital," contou Juliana certa vez. Ela e Renan decidiram implementar horários específicos para as atividades de estudo, intercalados por momentos de lazer e descanso — uma medida que culminou em uma melhoria significativa no bem-estar de Clara. Celebrar cada pequeno progresso, cada lição passada, trouxe um novo clima para a casa. Imergidos no amor, começaram a ver cada desafio como uma oportunidade de crescimento. Fizeram questão de organizar um "Mês da Superação", em que cada resultado, por menor que fosse, era reconhecido e celebrado por toda a família.

No contexto escolar, a comunicação aberta com os professores também se fez fundamental. Ao se aproximarem dos educadores, Renan e Juliana orientaram a escola sobre as melhores práticas para apoiar Clara, que, ao ser incluída em atividades interativas, começou a interagir mais. Quando a professora Ana se juntou à luta, um novo capítulo se desenhou. Ana personalizou as abordagens pedagógicas e trouxe um clima de aceitação que deixou suas marcas. "Ver Clara sorrindo durante as aulas foi um presente diário," ela comenta ao recordar os progressos.

A história dessa família destaca não apenas a importância do suporte dentro de casa, mas também como a defesa ativa pelos direitos da criança pode gerar uma rede de apoio robusta. Clara prosperou em um ambiente que, embora cercado de desafios, foi recheado de amor e compreensão. Algumas vezes ela poderia parecer tímida, mas em casa, ao lado de seus pais, ela florescia como a mais bela das flores — vibrante e cheia de vida.

Extraordinárias histórias como a de Clara transpõem as dificuldades e se entrelaçam com experiências semelhantes de outras famílias. Maria, uma adolescente que passou por desafios semelhantes, agora defende os direitos das crianças com deficiência e/ou transtorno intelectual. A escolha de Maria em usar sua voz para inspirar outras jovens é um relato impactante. Ela não apenas encarou as dificuldades, como também se tornou um farol de luz para outros. Durante suas palestras, ela contagiava todos com um otimismo arrebatador. "Se eu consegui, todos podem!", diz com um sorriso radiante enquanto fala sobre suas experiências.

E assim, essas histórias se formam em um mosaico de força e essência. Os relatos de Clara, Miguel e Maria nos fazem refletir sobre o poder do amor e a resiliência das famílias. Cada pequeno gesto, cada fortaleza construída em conjunto, infunde esperança em um futuro digno e promissor. Mais do que isso, nos ensina que, mesmo nas circunstâncias mais difíceis, é a união e a força do amor que forjam as maiores conquistas.

Portanto, o que se extrai dessas experiências vai além da simples superação; são lições sobre empatia, inclusão e a importância de cada voz individual em um coral que busca um mundo em que todos possam brilhar na plenitude de suas capacidades.

Capítulo 12

Conclusões e Reflexões sobre o Futuro dos Transtornos do Neurodesenvolvimento

À medida que atingimos o final desta jornada, é indispensável lembrar as temáticas centrais que permeiam nossa conversa. Desde os primeiros capítulos, buscamos entender e respeitar a complexa teia que envolve os transtornos do neurodesenvolvimento. Esses diagnósticos não são meramente rótulos; são, na verdade, janelas abertas para compreendermos melhor a individualidade de cada criança, suas lutas, e, especialmente, suas potencialidades. Assim, como vimos nas histórias inspiradoras que compartilhamos, o poder da resiliência se manifesta nos pequenos detalhes do cotidiano, nas interações familiares e nas relações escolares.

As histórias de crianças como Clara, João, Lucas e Maria não são apenas inspirações; são manifestações vivas da luta pela aceitação e inclusão. Elas nos provocam a refletir sobre a importância de um ambiente familiar em que diálogo e compreensão estejam à frente de julgamentos. Para famílias que enfrentam desafios semelhantes, a união, o amor e a colaboração evidenciam que na adversidade surgem as maiores oportunidades de crescimento e fortalecimento dos laços.

Assim, precisamos reconhecer que a verdadeira mudança não se limita somente ao individual, mas reflete-se nas políticas sociais que promovem um acolhimento genuíno. Precisamos cultivar comunidades em que a inclusão seja a regra e não a exceção, desafiando preconceitos e estigmas que, muitas vezes, ainda colidem com a realidade das crianças que necessitam de uma escuta ativa. Agora, ao olharmos para o futuro, podemos vislumbrar um horizonte esperançoso.

A evolução na pesquisa e no tratamento de transtornos do neurodesenvolvimento nos traz otimismo. As múltiplas inovações tecnológicas oferecem novas ferramentas que facilitam a inclusão, promovendo, além disso, uma educação mais justa e adaptada. No entanto, essa transformação depende de nós — de nosso compromisso em educar, sensibilizar e agir em favor da aceitação.

Convido você, leitor, a não apenas conhecer essas realidades, mas ser um agente ativo na mudança que desejamos ver na sociedade. O primeiro passo é sempre o mais difícil, mas, ao nos aproveitarmos das lições aprendidas aqui, podemos incendiar sonhos em torno da inclusão e empatia. Participar de grupos de apoio, discutir questões pertinentes em nossas redes e criar diálogos abertos são algumas maneiras de contribuir.

Lembremos que a empatia é a chave que abre portas que, há muito, estavam trancadas. Envolvermo-nos em cada voz capaz de humanizar e iluminar o caminho dos que atravessam dificuldades nos aproxima da construção de um mundo sem barreiras, em que cada pessoa é reconhecida por suas qualidades e não definida por suas limitações.

Chegamos ao epílogo da nossa conversa, mas a história continua. E, como já foi afirmado, cada passo, por menor que pareça, é fundamental para que possamos criar um futuro em que todos sejam valorizados, independentemente de seus desafios. Que possamos levar essas reflexões adiante e traduzir a esperança em ações de amor e aceitação, pois, no final das contas, o que realmente importa é a jornada que trilhamos juntos.

Refletir sobre as mudanças necessárias é um passo crucial para a construção de um mundo mais inclusivo e acolhedor para todas as crianças com transtornos do neurodesenvolvimento. A jornada de aceitação começa numa esfera íntima e se espalha pelas estruturas sociais, educacionais e políticas que moldam nosso cotidiano. As histórias que ouvimos ao longo deste livro nos mostram como pequenas ações dentro de casa podem trazer grandes transformações, mas, para isso, precisamos de um ambiente coletivo que favoreça o diálogo e a empatia.

É imperativo que a sociedade rompa com os estigmas que rondam os transtornos do neurodesenvolvimento. O preconceito, frequentemente enraizado no desconhecimento, ainda é um dos maiores obstáculos para a inclusão. Portanto, é essencial promover campanhas de conscientização que eduquem o público em geral sobre as realidades dessas condições e, assim, fomentem uma cultura de aceitação.

Um ambiente acolhedor deve começar pelas escolas, lugares que deveriam ser sinônimos de aprendizado, amizade e respeito às diferenças. As instituições de ensino precisam ser treinadas e preparadas para receber todos os alunos, independentemente das suas particularidades. A educação inclusiva não é apenas uma responsabilidade política, mas uma promessa ética que devemos abraçar coletivamente.

Quando o espaço escolar se torna um lugar de celebração das diferenças, todos saem ganhando. Assim, professores que se dedicam a entender as necessidades individuais de cada aluno não apenas ajudam seus alunos a aprenderem melhor, mas também cultivam um clima em que a empatia e a colaboração florescem. Imagine crianças sendo educadas num ambiente que, ao invés de promover a competição, ensina sobre a força da unidade e do respeito às individualidades.

Nosso desafio é garantir que as políticas públicas também estejam alinhadas a esse objetivo. Precisamos de um compromisso para que os governos criem legislações que favoreçam a inclusão em todas as áreas, desde a educação até o mercado de trabalho. Isso demanda vigor e insistência, mas, como vimos nas histórias inspiradoras, a resiliência pode transformar todo um cenário.

Por fim, é urgente que todos exerçam sua parte. A empatia é uma poderosa ferramenta de mudança. Quando agimos com compaixão, nos tornamos defensores de um futuro em que cada criança recebe não apenas o entendimento que precisa, mas também as oportunidades que merece. Ao encorajarmos o diálogo e o compartilhamento de experiências positivas, podemos moldar uma nova narrativa pública em torno dos transtornos do neurodesenvolvimento.

É com essa visão de transformação que podemos concluir nossas reflexões. Que a esperança em construir um mundo mais inclusivo não se esgote. Que cada passo dado em direção à aceitação ganhe força e amplitude no coração de quem acredita no poder da mudança. O verdadeiro futuro é aquele em que aceitamos e celebramos a singularidade de cada indivíduo, revelando a beleza que representa nossa humanidade.

O futuro que vislumbramos para as crianças com transtornos do neurodesenvolvimento é repleto de esperanças e possibilidades. Ao olharmos para a trajetória evolutiva que se desenha diante de nós, é vital que consideremos os avanços significativos que têm ocorrido na compreensão e no tratamento desses transtornos. Não se trata apenas de uma evolução científica, mas de uma transformação social que, atualmente, se faz necessária.

Avanços na pesquisa, especialmente na área da neurociência, têm revelado mais sobre a neuroplasticidade e como as intervenções precoces podem induzir mudanças positivas no desenvolvimento das crianças. Compreender que o cérebro é um órgão em constante adaptação nos dá a esperança de que mesmo os desafios mais intensos podem ser mitigados com o suporte adequado. Ao longo do tempo, estamos descobrindo métodos inovadores que não apenas ajudam a tratar os sintomas, mas que promovem um desenvolvimento integral, em que cada criança pode explorar seus talentos e potencialidades.

A tecnologia também desempenha um papel transformador nesse cenário. Ferramentas educacionais adaptativas e aplicativos de apoio têm facilitado a comunicação de crianças com dificuldades expressivas e proporcionado abordagens lúdicas ao aprendizado, fazendo com que o conhecimento seja acessível. As plataformas digitais têm se mostrado aliadas poderosas, criando um ambiente no qual a inclusão é uma realidade palpável e não um mero ideal.

É imperativo que continuemos a investir em educação inclusiva. Empoderar educadores com formação específica e estratégias de ensino diferenciadas vale muito mais do que uma simples formação; é um investimento nas vidas de milhares de crianças. Promover uma cultura de aceitação dentro e fora das salas de aula contribuirá para que a inclusão se torne a norma. Criar um clima em que cada aluno sinta que pertence — em que a individualidade é celebrada e não apenas tolerada — poderá impactar positivamente toda a comunidade escolar.

Além disso, é necessário fazer um chamado à ação para todos nós. O poder de transformação está em nossas mãos como sociedade. Ao educarmos nossas famílias e amigos sobre os transtornos do neurodesenvolvimento, ajudamos a quebrar estigmas que ainda persistem. Com diálogo aberto e empatia, podemos criar um ambiente que reconheça e valorize as diferenças como um forte componente do nosso tecido social.

Vivemos tempos em que o conhecimento é a chave para a mudança. Portanto, enquanto refletimos sobre o futuro, é uma oportunidade de engajar todos em busca de um mundo mais inclusivo. Que possamos estrategicamente construir redes de apoio, nas quais as vozes das crianças com transtornos do neurodesenvolvimento sejam ouvidas e respeitadas. O que começou como uma jornada de dúvidas e desafios transforma-se em um caminho de esperança.

A empatia nos mostra que, ao nos dispormos a entender o outro, nossas vidas se enriquecem imensamente. A jornada não termina aqui; ela continua em cada uma de nossas ações diárias, até que o futuro desejado se torne realidade. É um convite que fazemos a todos: que continuemos juntos neste caminho de transformação, promovendo um mundo onde cada criança tenha seu lugar garantido, e em que a celebração da diversidade se torne uma prática cotidiana. Essa é a verdadeira visão que devemos abraçar.

O futuro que vislumbramos é repleto de esperanças e possibilidades. À medida que percebemos os progressos que estão sendo feitos na compreensão e no tratamento dos transtornos do neurodesenvolvimento, fica claro que a jornada do conhecimento e da aceitação foi apenas o começo. Assumir um compromisso coletivo em favor da inclusão genuína é a próxima etapa que devemos abraçar.

Observamos que a investigação em áreas como neurociência não apenas aprofundou nosso entendimento sobre os desafios biológicos enfrentados por muitas crianças, mas também ofereceu novas perspectivas sobre a neuroplasticidade. Isso significa que, com atividades e intervenções apropriadas, é possível induzir mudanças significativas no comportamento e nas habilidades das crianças, criando um caminho promissor para o desenvolvimento.

Entretanto, o papel da educação é fundamental nessa trajetória. Devemos fazer um apelo a todos os educadores e gestores escolares: é vital que construamos espaços em que a individualidade seja celebrada e a inclusão seja o alicerce. Práticas pedagógicas inovadoras, que priorizem a adaptação curricular e o acolhimento emocional, devem ser incorporadas nas instituições de ensino. Quando os professores se envolvem, trazem suas vozes e experiências, criamos ambientes ricos em aprendizagem.

Mas nossa responsabilidade vai além das salas de aula. A família, como núcleo de amor e suporte, precisa ser uma parceira ativa nesse processo. Estruturar o lar de forma a acolher as particularidades de cada criança e promover um ambiente de diálogo pode ter um impacto transformador. As pequenas ações dentro de casa, quando intencionais, reverberam de forma significativa nas vidas e nos desafios enfrentados por essas crianças.

Devemos, portanto, desafiar os preconceitos e normas que cercam a percepção sobre esses transtornos. Em um mundo que ainda abriga estigmas arraigados, é essencial promover iniciativas que incentivem o respeito e a sensibilização. Precisamos educar nossas comunidades acerca dos diversos transtornos, mostrando que cada vida tem um valor inestimável, independentemente das adversidades. A mudança começa conosco, e se estende ao nosso círculo de influências.

Nesse caminho de transformação, a tecnologia emerge como uma aliada crítica. Ferramentas digitais e aplicações voltadas para a educação têm o poder de não só facilitar o aprendizado, mas também criar conexões entre crianças com diferentes perfis, garantindo que a inclusão se torne uma realidade palpável na sociedade. Com o investimento necessário, podemos reinventar a forma como interagimos e aprendemos, permitindo que a aceitação e a empatia floresçam.

Chegamos assim a um desfecho que não é o fim, mas uma convocação. Que cada um de nós abrace a responsabilidade de atuar em favor da aceitação e inclusão. Pesquisando, engajando-se em grupos de apoio, compartilhando experiências e valorizando a diversidade — podemos, juntos, construir um futuro mais justo e respeitoso. A empatia é a chave que abrirá as portas para um novo começo, em que todos poderão viver e prosperar.

Portanto, em vez de temer o desconhecido, que possamos nos deleitar nele, celebrando a riqueza que a diversidade de estilo de vida e de necessidades traz à nossa sociedade. A verdadeira superação que buscamos não são apenas conquistas individuais, mas progressos coletivos fundados em amor, solidariedade e um compromisso inabalável com a inclusão. E assim, juntos, podemos criar um legado que reverberará por gerações, em que cada criança, independentemente de sua condição, encontrará acolhimento e oportunidades para brilhar.

Que esta jornada seja marcada por todos nós com a determinação de que, com amor e esforços compartilhados, podemos transformar a sociedade num lugar mais justo e inclusivo, um mundo onde nossas diferenças sejam constantemente celebradas. Assim, ao final desta obra, não apenas encerramos uma fase, mas convidamos cada um a se tornar parte ativa dessa transformação. O futuro está em nossas mãos.

Posfácio

Ao longo das páginas deste livro, percorremos uma jornada repleta de desafios e superações que, todos os dias, se desenrolam na vida de muitas famílias. Cada capítulo foi pensado com carinho, tendo como objetivo iluminar o caminho daqueles que convivem com os transtornos do neurodesenvolvimento. Aqui, buscamos trazer à tona não apenas informações valiosas, mas também histórias que aquecem o coração e nos inspiram a ser mais empáticos e compreensivos.

Acredito profundamente no poder da comunicação e da aceitação, elementos que podem transformar vidas e criar um espaço seguro para que nossas crianças floresçam. A cada etapa que damos, vemos que a união familiar, a colaboração entre escola e comunidade, e o amor desmedido, são as chaves para abrir portas que, por muitas vezes, parecem estar fechadas.

Espero que as reflexões e estratégias compartilhadas aqui se tornem ferramentas úteis em sua jornada. Que você, leitor, sinta-se encorajado a buscar o apoio necessário, desenvolver relações acolhedoras e nutrir ambientes positivos, em que cada criança possa se sentir aceita e amada.

Além disso, convido você a continuar a conversa sobre inclusão e aceitação, a levar essas reflexões para o seu cotidiano e a ser um agente de mudança em sua comunidade. Ao fazer isso, você plantará sementes de esperança para um futuro mais brilhante e inclusivo.

Muito obrigada por se juntar a mim nesta jornada. Que juntos possamos trabalhar para que cada criança, independentemente de suas dificuldades, encontre seu espaço e seu lugar ao sol.

Com carinho e gratidão,

Maria Aparecida da Silva